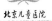

北京儿童医院
BEIJING CHILDREN'S HOSPITAL

福棠儿童医学发展研究中心
FUTANG RESEARCH CENTER
OF PEDIATRIC DEVELOPMENT

U0269922

儿童健康
好帮手

儿童感染性疾病分册

总主编　倪　鑫　沈　颖

主　编　刘　钢　杨巧芝

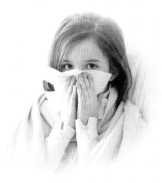

人民卫生出版社

图书在版编目（CIP）数据

儿童健康好帮手.儿童感染性疾病分册/刘钢，杨巧芝主编.—北京：人民卫生出版社，2020

ISBN 978-7-117-29302-0

Ⅰ.①儿… Ⅱ.①刘… ②杨… Ⅲ.①儿童–保健–问题解答②小儿疾病–感染–诊疗–问题解答 Ⅳ.①R179-44②R/2-44

中国版本图书馆 CIP 数据核字（2020）第 075367 号

人卫智网	www.ipmph.com	医学教育、学术、考试、健康，
		购书智慧智能综合服务平台
人卫官网	www.pmph.com	人卫官方资讯发布平台

儿童健康好帮手——儿童感染性疾病分册

主　　编：刘　钢　杨巧芝
出版发行：人民卫生出版社（中继线 010-59780011）
地　　址：北京市朝阳区潘家园南里 19 号
邮　　编：100021
E - mail：pmph @ pmph.com
购书热线：010-59787592　010-59787584　010-65264830
印　　刷：北京顶佳世纪印刷有限公司
经　　销：新华书店
开　　本：787 × 1092　1/32　印张：5.5
字　　数：85 千字
版　　次：2020 年 7 月第 1 版　2020 年 7 月第 1 版第 1 次印刷
标准书号：ISBN 978-7-117-29302-0
定　　价：29.00 元
打击盗版举报电话：010-59787491　E-mail：WQ @ pmph.com
质量问题联系电话：010-59787234　E-mail：zhiliang @ pmph.com

编者

（按姓氏笔画排序）

刘　钢　首都医科大学附属北京儿童医院

闫一兵　聊城市儿童医院

李双杰　湖南省儿童医院

杨巧芝　聊城市儿童医院

陈天明　首都医科大学附属北京儿童医院

欧阳文献　湖南省儿童医院

胡　冰　首都医科大学附属北京儿童医院

胡惠丽　首都医科大学附属北京儿童医院

姜　涛　湖南省儿童医院

袁鹤立　湖南省儿童医院

郭　欣　首都医科大学附属北京儿童医院

梁　珺　聊城市儿童医院

蒋秀莲　青海省妇女儿童医院

谭艳芳　湖南省儿童医院

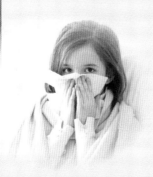

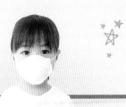

总序

2016年5月,国家卫生和计划生育委员会(现称为国家卫生健康委员会)等六部委联合印发《关于加强儿童医疗卫生服务改革与发展的意见》的文件,其中指出:儿童健康事关家庭幸福和民族未来。加强儿童医疗卫生服务改革与发展,是健康中国建设和卫生事业发展的重要内容,对于保障和改善民生、提高全民健康素质具有重要意义。文件中对促进儿童预防保健提出了明确要求,开展健康知识和疾病预防知识宣传,提高家庭儿童保健意识是其中一项重要举措。

为进一步做好儿童健康知识普及与宣教工作,由国家儿童医学中心依托单位——首都医科大学附属北京儿童医院牵头,联合福棠儿童医学发展研究中心20家医院知名专家,共同编写了"儿童健康好帮手"系列丛书。本套丛书共计22分册,涵盖了儿科22个亚专业中的常见疾病。

本套丛书从儿童常见疾病及家庭常见儿童健康问题入手，以在家庭保健、门诊就医、住院治疗等过程中家长最关切的问题为重点，以图文并茂的形式，从百姓的视角，用通俗易懂的语言进行编写，集科学性、实用性、通俗性于一体。

本套丛书可作为家庭日常学习使用，也可用于家长在儿童患病时了解更多疾病和就医的相关知识。本套丛书既是家庭育儿的好帮手，也是临床医生进行健康宣教的好帮手。希望本套丛书能够在满足儿童健康成长，提升身体素质、和谐医患关系等方面发挥更大的作用！

总主编
2020 年 6 月

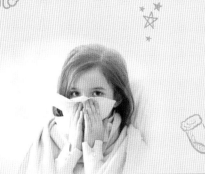

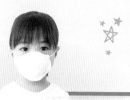

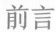

前言

Foreword

随着社会的发展和医学的进步,疫苗与抗生素不断研发与普及,儿童感染性疾病得到了很好的控制,但它仍然是当今威胁儿童健康最主要的疾病之一。2019新型冠状病毒肺炎在全球范围内肆虐,此外多重耐药菌也广为感染及播散,这些传染病的流行、病原体的变异、耐药菌的感染、抗生素的不合理使用等都是我们目前面临的严峻考验,也是我们无法回避的现状。感染性疾病复杂多样,家长们是否做好了充分的准备?

为了帮助家长们更直观地了解儿童常见的感染性疾病以及可采取的措施,本书特邀请了国内多家医院的知名儿科感染专家,以问题解答的形式,选取家长最为关注的儿童感染性疾病的问题,采用通俗易懂的语言为大家普及日常生活中的儿童感染性疾病的防治知识,内容丰富全面,涉及了多种病原体、人体各个部位的感染,涵盖了目前家长以及临床上最关注的焦点问题,同时也在问答过程中讲述了相关疾病的前沿知识。通过家庭健康教育指导、门诊健康教育指导以及住院患儿健康教育指导三个方面为家长答疑解惑，帮助家长树立正确的感染性疾病防治观念。

儿童感染性疾病的诊断与治疗需要专业团队不断努力探索，也需要家长们的积极配合。每一天的努力就是每一个希望，让我们一起为儿童的健康成长保驾护航！

在此一并感谢参与本书编写专家们的辛勤付出。不足之处恳请广大读者提出宝贵意见和建议。

刘 钢 杨巧芝

2020 年 6 月

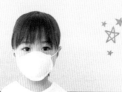

目录

Contents

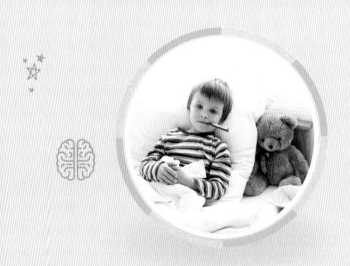

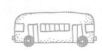

35 　**PART 2**
门诊健康教育指导

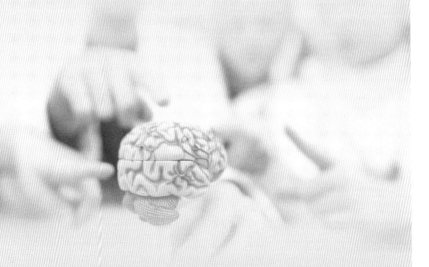

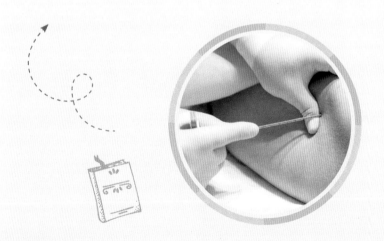

107 **PART 3**
住院患儿健康教育指导

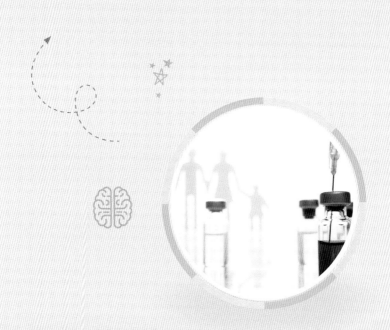

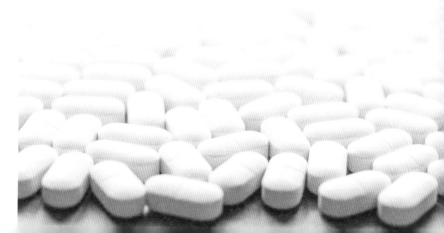

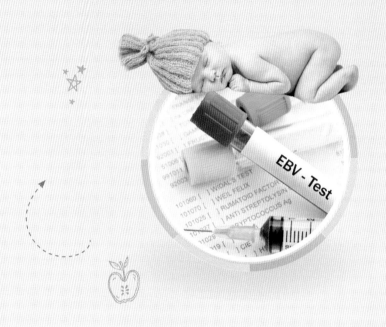

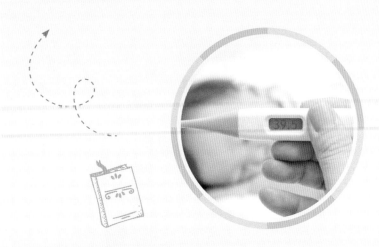

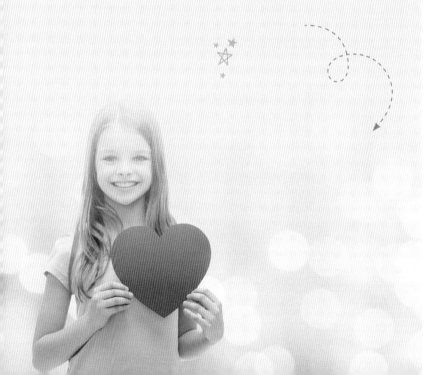

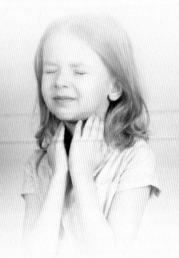

PART 1

家庭健康教育指导

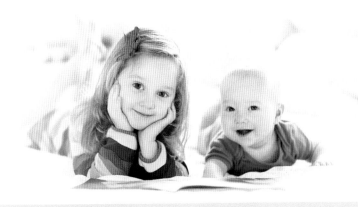

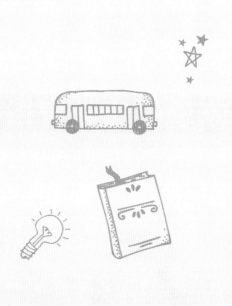

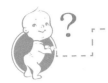

怎样正确测量体温？

　　体温测量常用的方法有口腔测量法、腋下测量法和肛门测量法三种。因腋下测量法简单易行且安全,故最为常用。

　　腋下测量法:测量前将体温表内的水银柱甩至35℃以下,擦干患儿腋下,将腋表轻轻放入患儿腋下,使水银头端位于腋窝的顶部,让患儿夹紧腋窝,3~5分钟后取出。在光亮处,将体温表横持,慢慢转动,观察水平线位置的水银柱所在刻度。正常腋下体温为36~37℃。

　　体温超过37.0℃不一定都是发热。腋表温度的正常值为36~37℃;口表温度的正常值为36.3~37.2℃;肛表温度的正常值为36.5~37.7℃。体温超过正常范围高限称为发热。

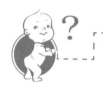

孩子发热怎么办？
怎样选择退热药？

发热是小儿疾病最常见的表现，婴幼儿若出现高热，可能会引起抽搐，若持续高热，则可使机体内调节功能下降，对肝、肾等主要脏器产生损害，所以患儿发热时应给予一些简单的降温措施。

如果患儿体温在38.5℃以下，不需要服用退热药物，可卧床休息，在没有冷风直吹的情况下，脱去患儿过多的衣物，或松开衣服以利于散热，并多喝白开水，以补充发热丢失的水分。

如果患儿体温持续在38.5℃以上，应将患儿置于环境温度适宜、空气流通的地方，冰袋或冷湿毛巾置于头部，再用32~34℃温水擦洗患儿，主要是大血管分布区，如腋窝、腹股沟、前额、颈旁，要稍用力擦洗并适当延

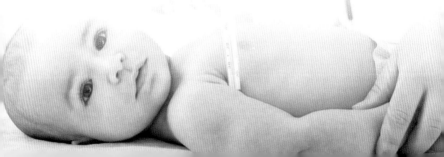

长擦洗时间以促进散热,约 20~30 分钟。除物理降温外,可给予口服退热药物,首选对乙酰氨基酚或布洛芬。持续发热应及时到医院就诊。

儿童退热应注意不要"捂汗",因为"捂汗"会影响散热降温,并且会使体温继续升高。如果患儿有高热惊厥病史,应积极退热、及时到医院就诊。

持续高热(腋温≥39℃)会直接威胁患儿健康,不仅使机体耗氧量和各种营养素的代谢增加,而且可促发高热惊厥,还可使人体消化功能及防御感染的能力降低。因此,在孩子体温 38.5℃以上时,可适当应用退热药,可以改善患儿的舒适度。

退热药物选择:①对乙酰氨基酚:是世界卫生组织(WHO)推荐 2 个月以上儿童和儿童高热时首选退热药。剂量为每千克体重 10~15 毫克,4~6 小时 1 次。②布洛芬:具有明显的解热镇痛作用,副作用少,本品可以代替肌内注射退热药,适用于感染性疾病所致高热患儿。布洛芬适用于 6 个月以上儿童,剂量为每千克体重 5~10 毫克,每 6~8 小时 1 次。

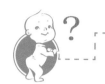

发热就说明有感染吗？

"发热就说明有感染"的说法是不对的；因为引起发热的原因有很多，其中感染是最常见的原因，但不是唯一原因。

一些非感染疾病，如恶性肿瘤（如白细胞、淋巴瘤等）、创伤、手术、免疫性疾病、梗死均可导致发热。另外，机体产热过多、散热障碍、体温调节功能异常均可引起发热。

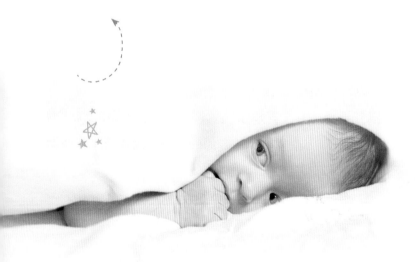

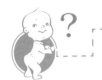

长期低热怎么办?

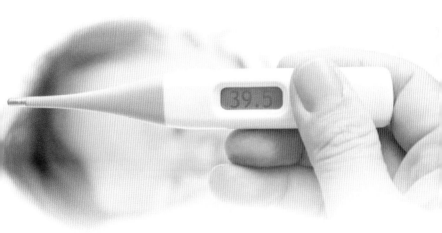

　　腋窝温度达 37.5~38℃,持续 4 周以上为长期低热。

　　长期低热可由多种疾病引起,但也可以是生理性的。部分幼儿体温为 37.2~37.5℃（腋下体温),精神、食欲好,无病症表现,各方面的检查未见异常,这种低热,也算是正常的。

　　持续低热不能滥用药,应尽早就医,进行全面检查,以避免引起发热的疾病恶化。

孩子发热了，什么时候需要去医院？

如果孩子体温在 38.5℃ 以下，只是咳嗽、有痰、流清鼻涕，不用着急去医院就诊，考虑为病毒感染时，可配合吃些清热解毒的中药，并对症退热就可以了。

体温 38.5℃ 以上，应分情况对待。孩子体温达到 38.5℃ 了，但精神状态很好，还可正常玩耍，可以吃退热药同时进行物理降温。注意给孩子多喝水。

如果吃药后，孩子体温依然升高，且伴有呼吸急促、面色苍白等症状，要马上去医院检查。

如果孩子起病急，体温超过 39℃，咳嗽、呼吸急促、呼吸困难、烦躁不安、精神萎靡、面色苍白、食欲减退，有时伴有呕吐、腹泻等症状。家长这时要立刻带孩子去医院检查。

需注意 1 岁以下，特别是 3 个月以下的婴儿在发热时伴有与日常不同的症状应尽早就诊。

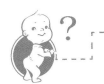

为什么孩子感冒就会发热?

在宝宝抵抗力低或者受凉的时候,病毒、细菌侵入身体引发感染。发热是这时候身体做出的保护性反应,是白细胞在受感染的地方,和病毒、细菌产生吞噬和防御反应,释放白三烯、前列腺素等致热原,作用于人体的发热中枢,产生的发热。宝宝发热也证明宝宝有自己的抵抗力。但是如果宝宝高热,超过 38.5℃,会影响宝宝自身身体机能,所以要给宝宝及时降温处理,可以采取物理降温或用退热栓、口服退热药。

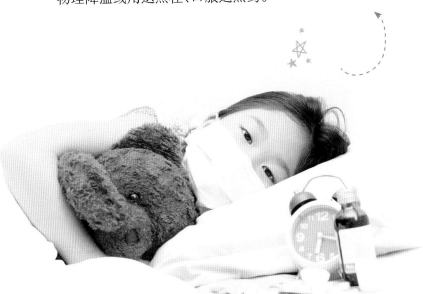

为什么发热的孩子会肚子疼?

孩子在出现发热的同时,伴发腹痛的常见原因有以下几种:

🌼 宝宝感冒(上呼吸道感染)后易引起胃肠功能紊乱,肠蠕动增强,导致肠痉挛,而出现肚子痛,少数孩子还会出现恶心、呕吐或腹泻。另外,感冒后,淋巴系统对入侵的病毒或细菌反应强烈,引起腹腔淋巴结肿大,就可能发生肚子痛。

🌼 孩子体内有蛔虫寄生,体温高时肠道温度也高,蛔虫受到刺激在肠内骚动而引起腹痛,发作时疼痛剧烈,常伴有呕吐。

🌼 由于饮食不当等原因引起肠道感染后出现发热,同时,因毒素等原因刺激肠壁,肠蠕动增加,严重者出现肠壁水肿、坏死而发生腹痛。

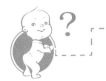

发热会烧坏大脑吗？

因为很多疾病都可以引起发热，不同的疾病后果不同，发热只是疾病的一种表现，而不是病因。人们通常只是总结这些疾病的共同表象——热，而忽略了发热的病因。"烧坏大脑、烧傻、烧聋耳朵、烧得腿不能走路"都是相应疾病的后遗症，而不是发热这一表象所致。

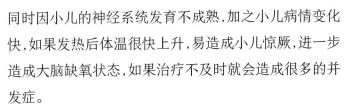

同时因小儿的神经系统发育不成熟，加之小儿病情变化快，如果发热后体温很快上升，易造成小儿惊厥，进一步造成大脑缺氧状态，如果治疗不及时就会造成很多的并发症。

败血症是由于致病菌侵入血液循环并在其中生长繁殖，产生毒素而引起的全身性感染。多见于婴幼儿，年长儿易在机体抵抗力降低的情况下发生。如果年长儿出现怕冷、寒战、高热，体温难降，并出现乏力、精神食欲差、手脚凉、皮肤出血点等症状,应考虑到败血症的可能;如果病情进一步加重,可能会出现烦躁、意识不清甚至昏迷,亦可出现面色苍白、四肢发冷、发绀、呼吸心率增快等表现,可危及生命。婴幼儿特别是新生儿,败血症表现不典型,往往没有怕冷、寒战、高热等症状,可能表现为手足发冷、体温低(低于 35.5℃)、精神反应差、嗜睡、吃奶减少、哭声低微、全身软、四肢活动减少(即不吃、不哭、不动),出现上述情况应该考虑到败血症的可能。

败血症的确诊要依靠血培养的阳性结果,但血培养阴性,尤其是在使用抗生素的情况下,也不能排除败血症的可能。

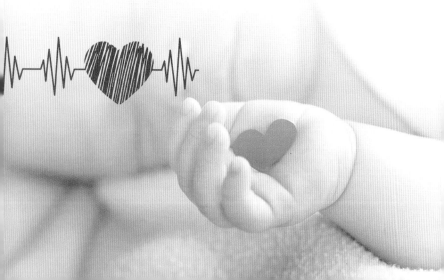

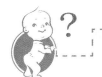

感染性疾病和传染病一样吗?

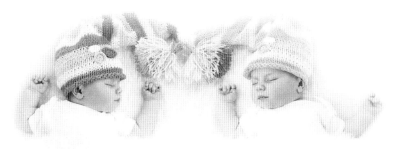

感染性疾病和传染病是不完全一样的。

广义的感染性疾病包括所有病原微生物引起的疾病,其中有细菌、病毒、支原体、衣原体、真菌等。比如儿童常见的上呼吸道感染、支气管炎、肺炎、病毒性脑炎、化脓性脑膜炎、阑尾炎、脓疱疮等均属于感染性疾病,而过敏性紫癜、风湿热、川崎病属于风湿性疾病,而不属于感染性疾病。

传染病是人为地将感染性疾病中可以引起暴发流行的传染性较强的疾病单列出来,它是由各种病原体引起的能在人与人、动物与动物或人与动物之间相互传播的一类疾病。传染病有它的特点:有病原体,有传染性,有流行性,感染后常有免疫性。

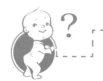

为什么一定要按计划服用
脊髓灰质炎糖丸?

　　脊髓灰质炎糖丸(疫苗)是预防和消灭脊髓灰质炎的有效控制手段。脊髓灰质炎又叫小儿麻痹症,是由于小孩的脊髓、脊神经受病毒感染后而引起的疾病。部分小孩得病后可以自行痊愈,但多数小孩患病后会出现下肢肌肉萎缩、畸形,结果引起终生残疾,多为跛行甚至根本不能站立、行走,严重危害小儿的身心健康。脊髓灰质炎糖丸就是用于预防小儿麻痹的疫苗,是预防脊髓灰质炎的特效药,之所以有如此大的功效,主要在于该疫苗是由减毒活的脊髓灰质炎病毒制成,全程接种疫苗后能产生抗脊髓灰质炎病毒的持久免疫力,从而可以有效预防脊髓灰质炎。

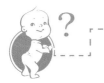

蚊子是怎样传播
流行性乙型脑炎的?

　　猪是流行性乙型脑炎(简称乙脑)的主要传染源和扩散宿主,蚊子(主要是三带喙库蚊)是乙脑的传播媒介。简单地说,乙脑属于血液传播的自然疫源性疾病,首先蚊子叮咬处于病毒血症的猪,乙脑病毒在蚊子体内增殖,再叮咬人,通过口器把病毒传到人体而引起感染发病。

　　研究指出,"蚊——猪——蚊"二次循环可使猪的感染率达 100%,病毒血症期为 3~4 天,血中的病毒滴度非常高,所以蚊虫叮咬猪后可致感染,病毒在蚊体内经过 14 天的潜伏期,其唾液腺中含有大量病毒,在叮咬人时可通过口器把大量病毒传到人体而致病。而人感染乙脑病毒后一般在 5 天内出现短暂的病毒血症,且血中病毒量少,所以人不是主要的传染源,而是终末宿主。因此,乙脑的传播是"猪——蚊——人",而不是"人——蚊——人"。

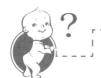

如何预防肝炎？

肝炎分为甲型、乙型、丙型、丁型、戊型肝炎。

甲型及戊型肝炎为消化道传播,预防应注意:养成餐前便后洗手的习惯,要注意用流动的水洗手及洗餐具;幼儿园及餐厅共用餐具应严格消毒,实行分食制;不食生冷食物及生水,特别是毛蚶、牡蛎等应煮沸后食用,尽可能避免吃可能已被污染的水果、蔬菜以及贝类食品。注射国产甲型肝炎减毒活疫苗可有效预防甲型肝炎。

乙型、丙型、丁型肝炎可通过输血或输注血制品传播,也可以通过密切接触(唾液、汗液)或母婴传播(母亲传给其婴儿)。预防应注意:在进行拔牙、针灸、注射等损伤型操作时应严格消毒,避免被污染的尖锐物品刺伤皮肤;严格掌握输血及血制品的指征;饮食用具及个人洗漱用具应个人专用。预防接种可有效预防乙型肝炎：对乙肝表面抗原阴性孕妇分娩的新生儿应全程接种乙型肝炎疫苗 3 针，按照 0、1、6 个月程序，即接种第 1 针疫苗后分别间隔 1 个月和 6 个月注射第 2 和第 3 针疫苗，新生儿要求在出生 24 小时内接种乙型肝炎疫苗，越早越好；对乙肝表面抗原阳性孕妇，在产前 3 个月每月注射 1 针乙肝免疫球蛋白 200~400U，新生儿出生后 12 小时内注射乙肝免疫球蛋白 100U、同时不同部位注射乙肝疫苗，间隔 1 个月和 6 个月注射第 2 针和第 3 针乙肝疫苗。

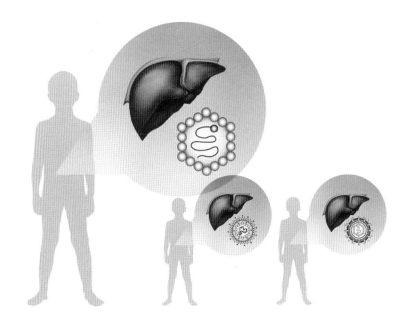

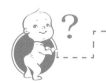

卡介苗有什么用？

卡介苗是一种用来预防儿童结核病的预防接种疫苗,接种后可使儿童产生对结核病的特殊抵抗力。目前,世界上多数国家都已将卡介苗列为计划免疫必须接种的疫苗之一。卡介苗接种的主要对象是新生婴儿,接种后可预防发生儿童结核病,特别是能防止那些严重类型的结核病,如结核性脑膜炎、粟粒性结核病等。但卡介苗接种的保护力达不到100%,有些儿童虽然接种了卡介苗,仍会发生结核病。

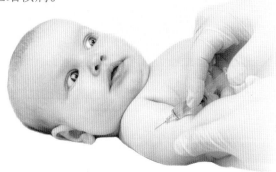

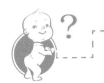

小儿得了蛔虫病除了肚子痛还会有什么表现?

　　小儿得了蛔虫病最常见的症状为肚子痛,常为肚脐周围一过性疼痛,无定时,揉按后可缓解。但蛔虫病还有其他表现应得到重视:①大量蛔虫寄生于小肠,影响营养素的吸收,可导致消瘦、贫血、生长发育迟缓,还可能造成蛔虫性肠梗阻(表现为剧烈腹部绞痛,呕吐、可吐出蛔虫,腹部包块等);②蛔虫侵入胆道导致剧烈右上腹绞痛、难以忍受,还可出现寒战、高热、腹肌紧张等;③蛔虫侵入阑尾可引起下腹部剧烈疼痛,右下腹压痛,可导致穿孔、腹膜炎,有生命危险;④蛔虫的幼虫移行到肝脏,可出现右上腹疼痛、肝区疼痛;⑤幼虫移行到肺部,可引起肺炎的表现,如发热、咳嗽、呼吸困难甚至发绀;⑥幼虫移行到其他器官可引起其他的症状,如头痛、呕吐、抽搐、视物模糊等;⑦还可能会有精神差或兴奋、磨牙、智力低下、荨麻疹等。

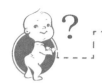

为什么不能滥用抗生素？

滥用抗生素的危害：

❀ **诱发细菌耐药**：病原微生物为躲避药物而在不断变异，耐药菌株也随之产生。

❀ **损害人体器官**：抗生素在杀菌同时，也会造成人体损害。影响肝肾脏功能、胃肠道反应等。

❀ **导致二重感染**：在正常情况下，人体的口腔、呼吸道、肠道都有细菌寄生，寄殖菌群维持着平衡状态。如果长期使用广谱抗菌药物，敏感菌会被杀灭，而不敏感菌会乘机繁殖，外来菌也可乘虚而入，诱发又一次的感染。

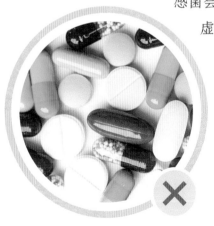

❀ **造成社会危害**：滥用抗生素可能引起某些细菌耐药现象的发生，对感染的治疗会变得十分困难。

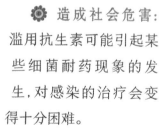

小儿反复呼吸道感染该怎么办?

反复呼吸道感染指 1 年以内发生上、下呼吸道感染的次数频繁,超出正常范围。

对患有反复呼吸道感染的患儿应注意:

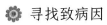 寻找致病因素并给予相应处理。对鼻咽部慢性病灶,必要时请耳鼻咽喉科协助诊断。由于大部分上呼吸道感染系病毒感染,故不应滥用抗菌药物。

🌼 注意营养和饮食习惯以及增强体质方面的指导。

🌼 护理恰当。

🌼 养成良好卫生习惯、预防交叉感染。

🌼 需要寻找专科医师,寻找反复呼吸道感染的原因,并予以对因治疗。

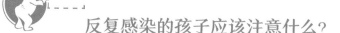

反复感染的孩子应该注意什么？

儿童组织器官发育是一个过程,而免疫系统也是在不断完善成熟的,在此期间多种原因(如受凉、接触感冒病人互相交叉感染等)均可导致孩子出现反复感染,家长不必过分担心。只要为自己的孩子安排适当的护理、锻炼,随着年龄增长,孩子的感染频率自然会逐渐降低。此外,如患儿经常出现反复感染,应警惕原发性免疫缺陷病;患儿如果出现同一部位的反复感染,还应注意除外异物、脏器畸形等。婴幼儿及低年龄儿童可因"好奇、游戏"等将一些小物件插入体内,异物刺激导致反复感染。

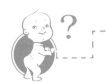

流感的症状及处理是什么?

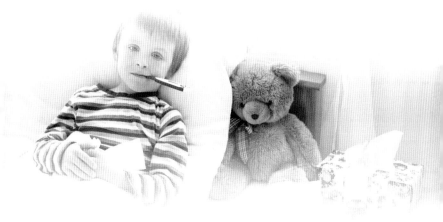

　　流行性感冒简称流感,是由流感病毒引起的急性呼吸道传染病,病原体为甲、乙、丙三型;流行性感冒病毒通过飞沫传播,常见症状为突然快速而至的高热、乏力、全身肌肉酸痛和轻度呼吸道症状。

　　治疗:

　　❀　一般治疗:呼吸道隔离1周或至主要症状消失。宜休息,多饮水,给予易消化的饮食,保持鼻咽及口腔清洁。

✿ **对症治疗**：对发热、头痛者应予对症治疗；高热、食欲缺乏、呕吐者应予以静脉补液。

✿ **抗病毒治疗**：磷酸奥司他韦对于甲、乙型流感病毒均有效，是目前临床一线常用药物。

✿ **继发性细菌感染的治疗**：根据送检标本(如痰液)细菌培养和药敏试验结果，选择有效的抗菌药物。

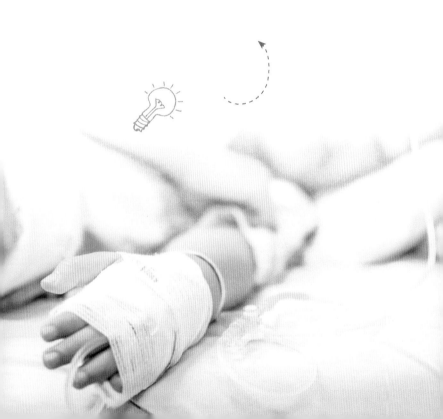

中枢神经系统是由什么组成的?

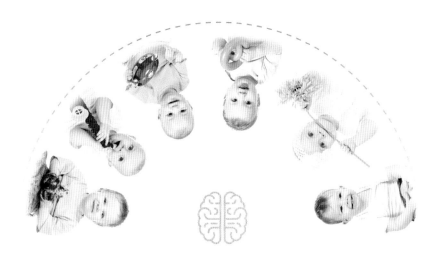

　　中枢神经系统包括位于颅腔内的脑和位于椎管内的脊髓,脑又可分为脑干、小脑、大脑两半球,一共三部分。颅骨保护脑,脊椎保护脊髓。

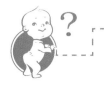

哪些病原体可以引起中枢神经系统感染?

中枢神经系统感染指由生物病原体引起的脑和脊髓的实质、被膜及血管的炎性或非炎性疾病,是儿童时期的常见病、多发病。各种病原体,包括细菌、病毒、真菌、螺旋体、衣原体、支原体、立克次体、寄生虫和朊蛋白等均可引起中枢神经系统感染。

其中以肠道病毒、肺炎链球菌引起的中枢神经系统感染较为常见。

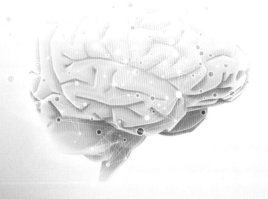

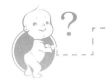

如何提高孩子的免疫力？

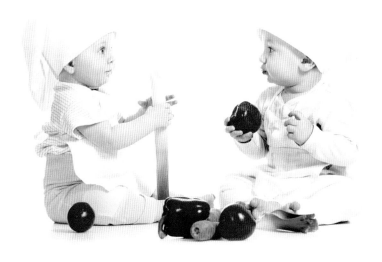

　　增强免疫力,首先需要食物来帮助。许多营养物质来自食物。这些营养物质,尤其是维生素和矿物质参与机体的免疫功能,因此,父母应养成宝宝不偏食、不挑食的良好饮食习惯。其次,锻炼是增强免疫力最简单,最经济、有效的方法。运动能帮助增强体质、增加食欲、帮助休息,这些都是提高宝宝免疫功能的关键。但给宝宝

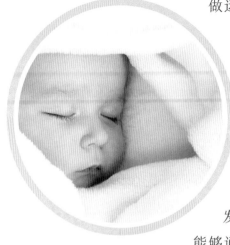

做运动要把握好"度",强度不能太大,保证每天至少30分钟即可。

第三是睡眠,让免疫系统"养足精神"。充分休息能使宝宝的身体做好准备,应对任何可能发生的问题,同时身体能够通过休息恢复活力,从而减轻了免疫系统的负担。因此保证宝宝睡眠充足很重要:每天应保证新生儿睡16~20小时;6~12个月的婴儿每天应睡14~15小时。第四就是免疫接种,助宝宝抗击疾病。接种疫苗是通过人工的方法,使人体产生抵抗力以达到抗病防病的目的,是一种经济、有效、简便的方法。因此,对国家规定的接种计划应按时完成。但许多父母在已认识到预防免疫重要性的情况下,仍因事忙或忘记导致宝宝错过预防接种的最佳时机,这对宝宝来说是一种损失。

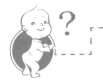

免疫力低下该怎么办？

对于免疫功能较差的宝宝，除了及时地进行免疫接种外，以下方面可有助于增强体质、预防疾病的发生：

💠 避免感冒受凉，不去人多的地方。

💠 保持充足睡眠：良好睡眠有助于促进机体拥有良好的抵抗力，研究表明，睡眠时个体会产生一种称为胞壁酸的睡眠因子，此因子促使白细胞增多，巨噬细胞活跃，肝脏解毒功能增强，从而将侵入的细菌和病毒消灭。

💠 保持乐观情绪：乐观的态度可以维持人体处于一个最佳的状态，尤其是在现今社会，人们面临的压力

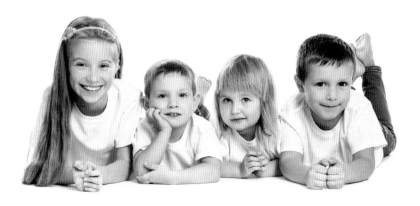

很大,巨大的心理压力会导致对人体免疫系统有抑制作用的激素成分增多,所以容易受到感冒或其他疾病的侵袭。

🌼 限制多类饮料:有些饮料含有酒精、防腐剂及化学调味剂等,都可能对免疫器官及免疫细胞的功能及发育成熟有一定的影响。

🌼 参加运动:有研究表明,每天运动30~45分钟,每周5天,持续12周后,免疫细胞数目会增加,抵抗力也相对增加。

🌼 补充维生素:每天适当补充维生素和矿物质。

🌼 改善体内生态环境:微生态制剂可以提高免疫力。

🌼 食用提高免疫力的食品。

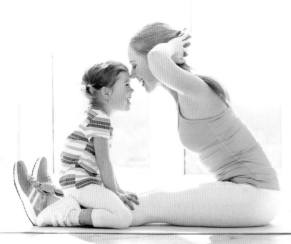

细菌或病毒是从哪里来的?

细菌隶属生物学一类,是一类形状细短、结构简单、多以二分裂方式进行繁殖的原核生物,是在自然界分布最广、个体数量最多的有机体,是大自然物质循环的主要参与者。细菌广泛分布于土壤和水中,或者与其他生物共生。人体身上也带有相当多的细菌。据估计,人体内及表皮上的细菌细胞总数约是人体细胞总数的 10 倍。

病毒,是一类不具细胞结构,具有遗传、复制等生命特征的微生物。病毒同所有的生物一样,具有遗传、变异、进化的能力,是一种体积非常微小、结构极其简单的生命形式,病毒有高度的寄生性,完全依赖宿主细胞的能量和代谢系统,获取生命活动所需的物质和能量,所以病毒是介于生物与非生物的一种原始的生命体。病毒在自然界分布广泛,可感染细菌、真菌、植物、动物和人,常引起宿主发病。可通过唾液、疱疹液、粪便污染的手、毛巾、手绢、牙杯、玩具、食具、奶具及床上用品、内衣等密切接触传播。

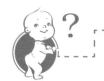

孩子几岁"打虫子"合适?

2岁以上的小孩适宜驱虫,因为2岁以下的宝宝,肝脏发育尚不完全,而大多数驱虫药中都含有影响肝功能的成分,服用后会造成孩子的肝功能损害,引起转氨酶升高和厌食症。再者,2岁以下的宝宝接触虫卵的机会要少于大年龄儿童,他们接触的东西一般局限于家中的物品和玩具,这些东西相当清洁,虫卵相对少或没有。吃蔬菜的种类与量也少得多,进入体内的虫卵也相应减少。而且虫卵在体内到长大成虫需要一定的时间,也就是说,待从口入的虫卵长大成虫,孩子也超过了2岁。因此,2岁以下的宝宝一般不需要打虫子。

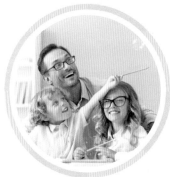

小孩感冒后为什么嗓子会发红？

咽部发红、充血是咽部黏膜、黏膜下组织的炎症，常为上呼吸道感染的一部分。人的咽部像个拱形门，由两个拱形组织组成。一个叫舌腭弓，一个叫咽腭弓，分别跨在两侧，形成两个窝，内即扁桃体。正常时分泌少量黏液，里面含有白细胞及吞噬细胞，一旦有细菌、病毒从这里经过，就被吸附在上面，然后被吞噬消化掉。除扁桃体外，鼻腔后面的腺样体及咽后壁的淋巴组织，共同组成一个环状的淋巴网，罩在呼吸道的最上端，对进入呼吸道的空气起到过滤作用，这是一个强大的防御机构，扁桃体首当其冲。一旦人的抵抗力下降，尤其是宝宝感冒就会有细菌、病毒在此大量繁殖，引起嗓子发红（咽部充血），扁桃体就会发炎。

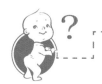

白细胞高就要吃消炎药吗？

白细胞高不一定要吃消炎药。

白细胞俗称白血球，是人体血液中非常重要的一类血细胞。正常人白细胞总数在$(4.0\sim10.0)\times10^9/L$。白细胞总数高于$10.0\times10^9/L$通常被认为是异常的，这种升高既有病理性因素，也有生理性因素。白细胞高的病理性因素常见于急性细菌性感染、严重组织损伤、大出血、中毒和白血病等。白细胞生理性增高往往有以下情况，如剧烈运动、体力劳动、冷热水浴后，酷热和严寒，紫外线照射，妇女月经期和排卵期，妊娠期，产后，吸烟者，情绪激动，刺激，儿童剧烈哭闹等因素都可导致白细胞数量增高。

所以，白细胞升高不一定是由于感染所致，也不一定需要吃消炎药。

PART 2

门诊健康教育指导

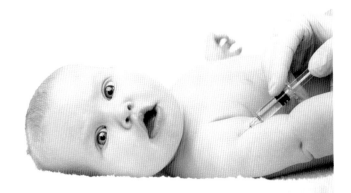

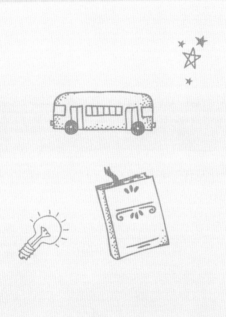

儿童患麻疹会有些什么表现?

麻疹是由麻疹病毒引起的急性传染病,传染性极强,多见于儿童。麻疹患儿发病前多有接触麻疹患者的病史,典型表现为反复发热,体温最高可达 40℃ (个别特殊体质的患儿可能会出现高热惊厥),同时出现双眼红肿、流泪、怕光、眼屎增多,发热 2~3 天可出现口腔黏膜发红、粗糙,颊黏膜可出现直径为 0.5~1mm 的白色斑点(即麻疹黏膜斑),发热 4~5 天开始出现皮疹,首先从发际、耳后、颈侧部开始出现,为暗红色皮疹、高出皮面、形状不整齐,约 1~2 天逐渐蔓延至全身,直至手掌、足底,这时候体温最高。皮疹出现后,口腔内麻疹黏膜斑逐渐消退至消失,麻疹出齐后,体温逐渐下降直至正常。整个病程大约 10 天。

麻疹早期并无皮疹出现,应注意观察眼部和口腔内表现,以期早诊断、早治疗。我国计划免疫规定,在婴儿 8 个月时接种第一剂麻疹疫苗,可有效预防麻疹。

儿童得了麻疹应注意些什么？

儿童患麻疹后，应给予精心的护理，同时配合做好消毒隔离、皮肤护理工作尤为重要。首先要保持室内空气清新，每天通风2次，但注意不能冷风直吹患儿；应让患儿卧床休息至皮疹消退、体温正常；注意随时监测体温变化，体温明显升高，且物理降温效果欠佳时可用退热药如对乙酰氨基酚或布洛芬退热；发热出汗时应及时更换衣物、保持干燥，鼓励多饮水以保证充足的液体入量；用生理盐水漱口保持口腔清洁，及时清除眼部分泌物；应给予患儿清淡易消化的流质饮食、少量多餐，恢复期应添加高蛋白、高维生素的食物。麻疹可合并肺炎、脑炎、胃肠炎、肝炎、阑尾炎、心肌炎等，以肺炎最常见，所以应注意观察患儿是否出现咳嗽、呼吸急促、头痛、呕吐、腹痛、腹泻等症状，及时报告医师。

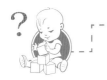

麻疹怕见风吗?

麻疹不怕见风,只要不是冷风直吹就行了。

有些家长认为孩子出疹子怕风,于是给患儿盖得严严实实,往往捂得孩子大汗淋漓;家里也门窗紧闭,生怕漏进一点风,造成室内空气混浊,这样做对孩子都是不利的。孩子在出疹期间,往往发高热,体力消耗很大,需要安静休息。孩子的住房应该保持空气新鲜,需要经常开窗换气,只要不让冷风直接吹到孩子身上就行了。孩子的衣被要轻软,以不受寒为原则,不要用厚被盖严,这会使孩子出汗过多,容易受凉,或者使患儿体内的热散发不出来,有时甚至可以加重病情。

什么是风疹？

风疹是风疹病毒引起的常见急性传染病,春季及冬季发病较多,早期表现为打喷嚏、流鼻涕、嗓子痛、咳嗽、食欲差,可伴有发热,但热度不高、精神较好。发病 1~2 天会出现皮疹,为淡红色小米粒样皮疹,稍稍隆起,先出现于面部、颈部,24 小时内迅速波及躯干及四肢,面部及四肢往往皮疹较多,躯干部皮疹较少,但患儿手掌及足底多无皮疹。皮疹多于 1~2 天内消退,随皮疹消退体温亦降至正常。风疹患儿多合并耳后、枕后、颈部淋巴结肿大,轻度压痛、活动度好,多于 1 周内消退,不需要特殊治疗。

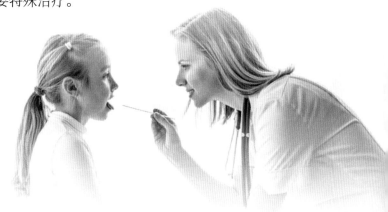

小儿患了幼儿急疹怎么办?

幼儿急疹是由病毒感染(以人类疱疹病毒 6 型最为常见)引起的急性呼吸道感染病,多发生于春秋季,多见于小于 1 岁的婴儿,主要表现为高热、体温 39~40℃,反复 3~4 天后体温骤然降至正常,并出现皮疹(即热退疹出),皮疹 1~2 天内自行消退。

由此可见,幼儿急疹在发病早期是没有皮疹的,仅表现为反复高热,所以在发病早期,主要是注意控制体温,38.5℃以下给予物理降温,38.5℃以上可给予退热药物治疗,并注意调整好环境温度及多饮水,同时应观察患儿精神、食欲及是否出现其他伴随症状(如呕吐、腹泻、咳嗽、哭闹、抽搐等),如出现精神差、嗜睡或其他伴随症状,应及时到医院就诊。在患儿体温降至正常后出现皮疹时,可不予特殊处理,如患儿出现不适症状(如哭闹、搔抓),可给予炉甘石洗剂外用止痒。

水痘是怎么回事？

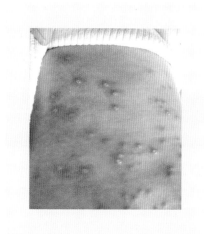

水痘是由水痘‐带状疱疹病毒感染引起的一种传染性很强的疾病，发病高峰在冬季后期和早春，主要通过呼吸道(空气飞沫)、直接接触传播，也可以通过污染的用具传播。主要发生于2~10岁儿童，一次发病后可产生持久的、一般是终生的免疫力。

典型水痘早期可表现为轻度至中度发热(37.5~39℃)，可伴有不适、头痛、食欲差等，1~2天后出现皮疹，首先出现于头皮、面部或躯干，后延及全身，以发际、胸部及背部较多，四肢、面部较少，手掌、足底偶见。皮疹为红色的丘疹、高出皮面，奇痒，然后丘疹上会出现米粒至豌豆大小充满透明液体的水疱,疱壁比较薄、易破溃(由于瘙痒、患儿搔抓,很容易使水疱破溃,可能会继发细菌感染),2~3 天后疱内液体变浑浊、吸收、结痂,痂脱而愈,不留瘢痕。但在最初的皮损结痂时,在躯干和肢体上会出现新的皮疹,所以患水痘时,皮肤可能同时存在不同期的皮疹(丘疹、水疱、结痂)。轻症水痘可无发热、皮疹稀少、症状轻微,重症水痘可出现出血性疱疹、皮肤坏死,亦可能合并肺炎、脑炎、肝炎、肾炎等多脏器损害。

值得注意的是,水痘患儿发热时多选用对乙酰氨基酚,不主张选用阿司匹林,因为阿司匹林可能会诱发Reye 综合征。

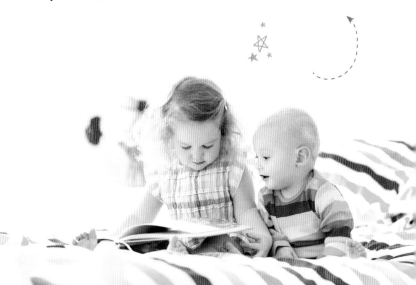

水痘与带状疱疹有什么关系？

相同点：水痘和带状疱疹都是由水痘-带状疱疹病毒（VZV）引起的临床疾病。

不同点：水痘是 VZV 引起的原发感染，多见于儿童，好发于冬春季，临床特征是分批出现的皮肤黏膜的红色皮疹、水疱及结痂，全身症状轻，水痘患者应在家隔离治疗至水疱全部结痂。带状疱疹是 VZV 潜伏感染的再激活造成的疾病，也就是儿童在感染 VZV 时背神经节受到感染，病毒在此处保持潜伏状态，直至被激活而发病；带状疱疹多见于成人，发病无季节性，临床特征为成簇的疱疹，沿一侧周围神经呈群带状分布，伴有明显疼痛，皮疹不越过身体中线。带状疱疹患者不必隔离，但应避免与易感儿及孕妇接触。

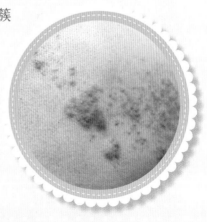

得了水痘后多久可以去上学?

水痘是一种传染性很强的疾病,常呈流行性,好发于儿童,多通过呼吸道(空气飞沫)、直接接触传播,在出现皮疹前的 1~2 天至出疹后均有传染性,特别是疱疹内的液体含具有传染性的病毒,所以患水痘的儿童应该隔离至疱疹全部结痂才能上学。

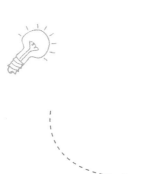

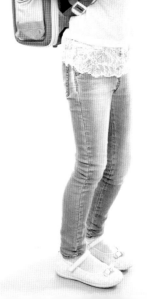

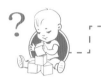

流行性腮腺炎可怕吗？

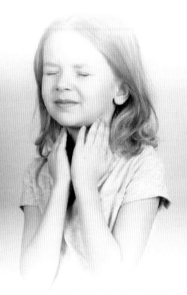

流行性腮腺炎俗称痄腮，是小儿常见的病毒性传染病，表现为腮腺肿胀及疼痛，常伴有发热、乏力、食欲缺乏等。腮腺肿大的特点是以耳垂为中心，向前、后、下扩大，有疼痛及触痛，表面皮肤不红，可有热感，张口、咀嚼特别是吃酸性食物时疼痛加重。

流行性腮腺炎本身不是重症，不用害怕，但其并发症较多，有的病情较重，应当引起重视。

🌼 如果患儿在腮腺肿胀前后两周出现发热、头痛、呕吐、嗜睡,应考虑到并发脑膜脑炎的可能,应及时到医院就诊,可以做腰椎穿刺行脑脊液检查明确。

🌼 如果患儿在腮腺肿胀后 3~7 天出现体温突然上升,反复频繁呕吐、剧烈腹痛、腹胀、便秘,应考虑到并发急性胰腺炎的可能,及时就诊,可以通过检查淀粉酶及做胰腺 B 超进一步诊断。

🌼 如果患儿在腮腺肿胀后出现阴囊肿胀、发红、局部疼痛,应考虑到睾丸炎的可能,及时就诊,因睾丸炎可发生不同程度的睾丸萎缩,双侧萎缩可致不育症。

另外,还有一些比较少见的并发症,所以患有流行性腮腺炎时应特别重视并发症的发生。

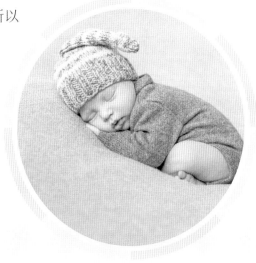

手足口病是怎么回事？
什么是重症手足口病？

手足口病是由肠道病毒引起的急性传染病,多发生于学龄前儿童,多发生于5岁以下儿童,尤以3岁以下年龄组发病率最高。患者和隐性感染者均为传染源,主要通过消化道、呼吸道和密切接触等途径传播。主要症状表现为手、足、口腔等部位出现斑丘疹、疱疹。

重症手足口病包括重型和危重型手足口病:

✿ **重型**:出现神经系统受累表现。多发生在病程1~5天内,症状有:精神差、嗜睡、易惊;头痛、呕吐;肢体抖动、肌阵挛;无力或急性弛缓性麻痹;惊厥。体征可见脑膜刺激征,腱反射减弱或消失。

✿ **危重型**:出现下列情况提示患者可能为危重型:

1) 抽搐、严重意识障碍。

2) 呼吸困难、发绀、血性泡沫痰、肺部啰音等。

3) 休克等循环功能不全表现。

如何早期识别重症手足口病?

重症手足口病早期识别至关重要。重症手足口病早期主要表现有:①持续高热不退;②精神差、呕吐、易惊或频繁惊跳、肢体抖动、无力;③呼吸、心率增快;④出冷汗、末梢循环不良;⑤高血压或低血压;⑥外周血白细胞计数明显增高;⑦高血糖;⑧血乳酸升高。

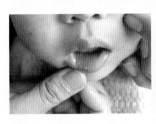

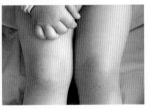

如何预防手足口病？

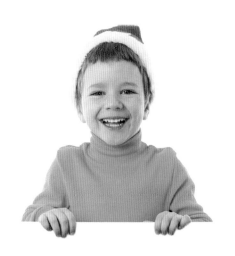

预防手足口病的要点是：洗净手、喝开水、吃熟食、勤通风、晒衣被。

春夏是肠道病毒感染容易发生的季节，要讲究环境、食品卫生和个人卫生。不喝生水、不吃生冷食物，饭前便后洗手，保持室内空气流通。尽量不要带婴幼儿去人群密集场所。哺乳的母亲要勤洗澡、勤换衣服，喂奶前要清洗奶头。

口蹄疫和手足口病
是一回事吗?

口蹄疫和手足口病不是一回事。

口蹄疫是一种由口蹄疫病毒引起的急性传染病,最易感的是牛、猪。人感染大多是通过直接和患病动物接触,人与人之间很难相互传染。临床主要表现为唇、牙龈、颊部、舌的边缘、手足颜面等处的黏膜、皮肤先出现红点、继生水疱,水疱破裂后形成溃疡、结痂后痊愈,有时伴有发热、头痛、四肢痛、眩晕、呕吐、腹泻等。一般预后较好。

手足口病是由多种肠道病毒引起的急性传染病,多发生于5岁以下儿童。主要表现为口痛、厌食、低热,手、足、口腔等部位出现小疱疹或小溃疡,多数患者1周左右自愈,少数患者可引起心肌炎等并发症。个别重症患者病情发展快,导致死亡。

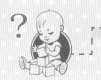

孩子得了百日咳真的会咳嗽100天吗？

百日咳是由百日咳杆菌引起的急性呼吸道传染病，如果未得到及时有效的治疗，病程可能迁延数个月左右，所以称为百日咳。其实，百日咳并不一定会咳嗽100天，也不是说只要咳到100天就会自行终止。一般来说，百日咳的病程长短取决于治疗是否积极和护理是否精心。

☙ **药物治疗**：明确诊断后及时给予大环内酯类药物，如红霉素、阿奇霉素、克拉霉素、罗红霉素等，疗效与用药早晚有关，若进入痉挛期后应用则不能缩短临床过程。

　　🌼 **对症处理**：气雾吸入、服用各种祛痰剂，使痰液稀释易于咳出。必要时使用镇静剂，可减少患儿因恐惧、烦躁而引起的痉咳，同时可保证患儿睡眠。对于激素的应用，目前没有公认的推荐意见。

　　🌼 **精心护理**：房间要经常开窗或将患儿抱到户外，呼吸较冷的新鲜空气。尽量不要让患儿情绪激动，不要强行进食，不要吸入尘烟，避免诱发痉挛性咳嗽。

　　要减少百日咳的发生，关键在于预防。小儿出生后3、4、5个月，按计划免疫接种百白破三联疫苗，可有效预防百日咳。

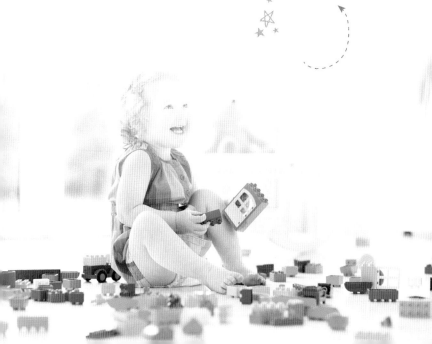

得了脑炎会影响智力吗？

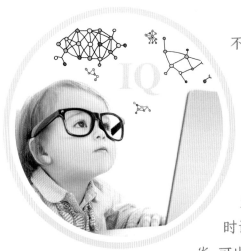

轻症脑炎多不留后遗症，一些重症脑炎或一些特殊病原体(如乙脑病毒、单纯疱疹病毒等)脑炎以及不能及时诊断、治疗的脑炎，可出现不同程度的后遗症，如视听障碍、智力障碍、运动障碍、癫痫等。

脑炎是否影响智力与诊断和治疗状况、病原的毒力、患儿营养状况及免疫力等有关。

怀疑脑炎时头颅 CT 能代替腰穿吗?

头颅 CT 不能代替腰穿。

头颅 CT 是根据颅脑结构、密度等判断病变,近年来也被应用到脑炎的诊断中,轻症脑炎时头颅 CT 检查多为正常,有些重症脑炎头颅 CT 结果可反映病灶部位范围及形态,且有助于判断预后,但总体阳性率低;研究发现,脑炎患儿颅脑 CT 表现异常率仅达 40% 左右。脑炎时头颅 CT 改变多出现在发病的 6~8 天,不利于脑炎的早期诊断。

腰穿检查可根据脑脊液指标检查来判断患儿是不是得了脑炎,是哪一种病原引起的脑炎。对脑炎的诊断起到不可替代的作用。

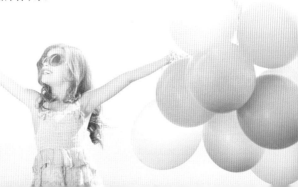

头颅 CT 和腰穿都正常能除外脑炎吗?

不能。

头颅 CT 是根据颅脑结构、密度等判断病变,多数脑炎早期只引起病变部位的水含量增高,而其 CT 值尚未发生明显变化,CT 检查不能发现病变,另外有些轻症脑炎头颅 CT 检查在整个病程中均表现正常。

腰穿检查是通过脑脊液的常规、生化、酶学、免疫学指标检查判断是否是脑炎及确定脑炎的种类,某些病毒性脑炎患儿脑脊液可无明显变化。

所以,头颅 CT 和腰穿都正常仍不能除外脑炎。

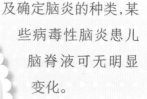

多大年龄容易患化脓性脑膜炎？

化脓性脑膜炎在婴幼儿多见，2岁以前的发病者约占该病人数的75%，发病高峰年龄为6~12个月。

不同年龄化脓性脑膜炎的致病菌不同：新生儿及出生2~3个月以内的婴儿化脓性脑膜炎，常见的致病菌是大肠埃希菌、B族溶血性链球菌和葡萄球菌，此外还有其他肠道革兰氏阴性杆菌、单核细胞增生性李斯特菌等；出生2~3个月后的小儿化脓性脑膜炎多由肺炎链球菌、B型流感嗜血杆菌和脑膜炎双球菌引起；10岁以上儿童患者的主要致病菌是肺炎链球菌和脑膜炎双球菌。

年长儿因血脑屏障功能完善，对致病菌的免疫力强，多不易患化脓性脑膜炎，如反复发生，应积极寻找病因，警惕颅脑结构性异常。

为什么化脓性脑膜炎可以引起抽搐？抽搐对大脑有影响吗？

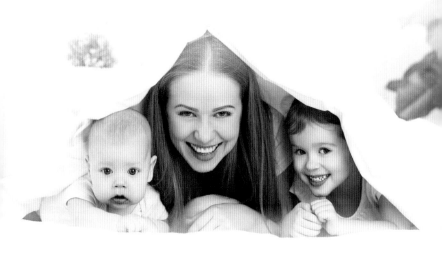

　　化脓性脑膜炎引起抽搐的发病机制并未完全明确，发热可能是其引起抽搐的一个因素，而感染后导致的脑血管炎症、颅高压神经元损伤或者影响神经系统的化学物质的改变都可能是大多数抽搐的原因。

　　抽搐即惊厥发作，分为部分性和全身性，如有缺氧发作会影响脑功能，缺氧时间越长，影响越大。需要控制原发病并对症止惊治疗。

得了化脓性脑膜炎之后多久孩子可以注射疫苗？

目前与化脓性脑膜炎有关的疫苗有脑膜炎双球菌疫苗、肺炎链球菌疫苗及流感嗜血杆菌疫苗。如果患儿已患上述化脓性脑膜炎的一种，因机体已产生大量特异性抗体，则短期内无需再接种该种疫苗。

如化脓性脑膜炎已治愈，治疗过程中未应用大量"激素和／或丙种球蛋白"，且患儿又无接种疫苗的禁忌证，则可按计划接种疫苗。

化脓性脑膜炎治疗过程中应用大量"激素和／或丙种球蛋白"，则应适当延迟接种。

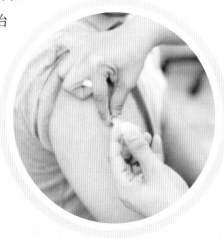

中枢神经系统感染出院后
还需要复查吗？都复查什么？

　　因为中枢神经系统感染是严重影响儿童身心健康的危重症疾病，所以长期随诊是非常必要的。随诊可以做到监测病情发展、变化，患儿恢复的情况，及时发现隐匿问题，早期进行医疗干预，促进原有损伤修复。一般来讲，中枢神经系统感染的患儿需要在出院后 1 个月、3 个月、6 个月、1 年、3 年进行 5 次随访，包括全面查体，定期监测患儿的头颅 MRI、脑电图、听力、眼底及进行智力评估等，由专业感染科医师进行指导。

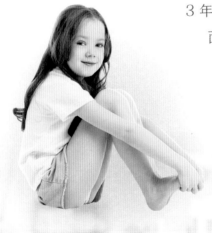

化脓性脑膜炎引起的听力损害能恢复吗？

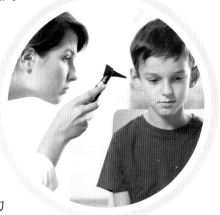

化脓性脑膜炎引起的听力损害分为暂时性损害和永久性损害。暂时性损害多为传导异常引起，随着病情恢复，听力水平亦可恢复。永久性损害多为感音神经性耳聋，主要为致病菌直接侵犯听神经、耳蜗、迷路感染或由于炎性反应引起的损害，约有 1/10 的患儿可能出现此类情况。肺炎链球菌感染引起的化脓性脑膜炎比其他细菌性脑膜炎听力损害的概率高出 2~3 倍。

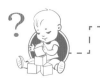

什么是 EB 病毒？

EB 病毒(Epstein-Barr virus,EBV),属于人类疱疹病毒亚型。Epstein 和 Barr 于 1964 年首次成功地将 Burkitt 非洲儿童淋巴瘤细胞通过体外悬浮培养而建株,并在建株细胞涂片中用电镜观察到疱疹病毒颗粒,EB 病毒从而得名。EB 病毒在人群中可广泛感染,根据血清学调查,我国 3~5 岁儿童 EB 病毒抗体阳性率达 90% 以上,幼儿感染后多数无明显症状,或只引起轻症咽炎和上呼吸道感染。主要通过唾液传播,也可经输血传染。并可长期潜伏在人体淋巴组织中,当机体免疫功能低下时,潜伏的 EB 病毒活化可致复发感染。

为什么会感染 EB 病毒？

　　EB 病毒是一种普遍感染人类的病毒,机体对该病毒无先天免疫力,感染的靶细胞主要是 B 细胞,病毒可在细胞内长期潜伏。感染 EB 病毒后大多为隐性感染,患者血清中可产生高滴度的 EB 病毒抗体,并可长期存在。一般情况下不易反复感染,但存在免疫功能异常及缺陷时可出现易感及反复感染。

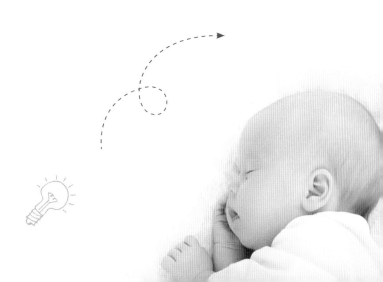

传染性单核细胞增多症
有没有传染性？

传染性单核细胞增多症(简称传单)是一种由 EB 病毒感染所致的急性单核 - 巨噬细胞系统增

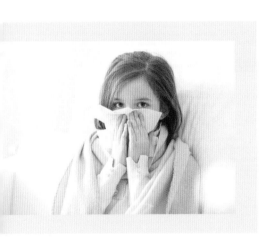

生性疾病,是以发热、咽峡炎、淋巴结肿大、肝脾大及外周血淋巴细胞增多并出现异常淋巴细胞等为特征的临床综合征。部分患者出现眼睑水肿、皮疹等,以儿童和青少年常见。传染性单核细胞增多症具有一定的传染性,传染源主要是带毒者和患者,通过口鼻密切接触而感染,也可通过飞沫和输血传播。但目前尚未确定为法定传染病。

传染性单核细胞增多症的
孩子为什么会打呼噜?

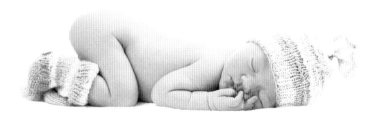

传染性单核细胞增多症为小儿时期较常见的一种单核-巨噬细胞系统急性增生性传染病。主要由 EB 病毒感染引起。主要为不同程度的发热、淋巴结肿大、咽峡炎、肝脾大、皮疹及血液中可出现大量异形淋巴细胞等。全年均可发病,以散发为主,临床表现多样。有研究表明,约半数以上患儿会出现鼻塞、打呼噜的呼吸道阻塞症状,其原因是:

🌼 咽淋巴内环的增生特别是腺样体的异常增生。

🌼 扁桃体的增生肥大造成口咽通道的狭窄。

🌼 软腭、扁桃体周围软组织及舌根淋巴滤泡的肥大和炎性水肿进一步加重了上呼吸道的阻塞。

EB 病毒感染的患儿持续发热该怎样处理?

EB 病毒感染的患儿持续发热时,多数给予对症治疗即可,在规律抗病毒治疗的基础上给予对症处理,包括药物降温及物理降温,并给予必要的营养支持治疗。部分患儿可视病情给予抗病毒治疗(阿昔洛韦或更昔洛韦),治疗的同时应监测药物副作用。同时要查找引起持续发热的其他病因,如是否合并其他感染,是否出现并发症(如噬血细胞综合征等),给以相应的治疗,重症患儿必要时可使用丙种球蛋白调节免疫治疗,若发生嗜血,则给予相应的治疗。

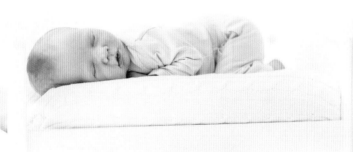

EBV-DNA 有什么意义?
随诊时仍增高怎么办?

外周血 EBV-DNA 是一种敏感性和特异性均高的检查是否有 EB 病毒感染的方法,在抗体反应尚不明确时,可达到早期诊断的目的。传染性单核细胞增多症患者急性期后 3 周内 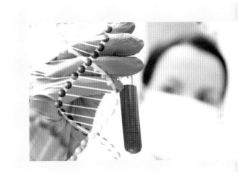 常常可检查到 EBV-DNA,3 周后患者血清或血浆中一般检测不到 EBV-DNA,但全血标本中仍可检测到低载量水平的 EBV-DNA。如随诊时,血清或血浆中正常后又出现增高,则要引起重视,可能是再次感染 EB 病毒等。如血清或血浆中一直存在有高载量水平的 EBV-DNA,可能存在慢性活动性 EB 病毒感染或 EB 病毒相关增殖性疾病,并且临床上应注意评估噬血细胞综合征的可能。

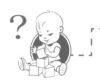

什么是异形淋巴细胞？

异形淋巴细胞是一种形态变异的淋巴细胞。通常在病毒、药物或者某些过敏原的刺激下，淋巴细胞可以发生一些变化，比如原始细胞化和幼稚细胞化（俗称"返祖现象"）。在显微镜下，我们可以看到淋巴细胞的体积变大，细胞核体积也增大，细胞质颜色加深，出现空泡等。这与正常淋巴细胞形态有明显不同，称异形淋巴细胞，简称异淋。正常状态下人体异形淋巴细胞占比不超过2.0%。某些病毒感染，如EB病毒、巨细胞病毒、风疹病毒、肝炎病毒等感染时均可见淋巴细胞增高，并出现数量不等的异形淋巴细胞。其中以EB病毒感染导致的传染性单核细胞增多症表现尤为显著，异形淋巴细胞可超过10%。

哪些人查血有异形淋巴细胞？

传染性单核细胞增多症患者在发病后，往往有异形淋巴细胞升高，持续时间约数周甚至可达数月。正常人外周血中，也可检查到异形淋巴细胞，一般不超过 2%。所以，在外周血涂片中检查出少量异形淋巴细胞应根据情况判断其临床意义。

为什么患儿的白细胞高?

传染性单核细胞增多症患儿急性期,白细胞常常升高,白细胞数一般为 $(10\text{~}20)\times10^9$/L,也可高达 60×10^9/L。主要是以淋巴细胞增加为主。但病情稳定后,白细胞会逐渐下降至正常。

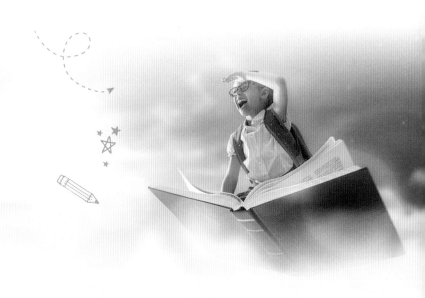

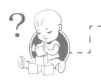

淋巴结肿大能完全消退吗?

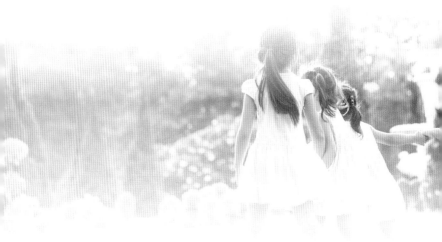

　　传染性单核细胞增多症患儿常常有淋巴结肿大,最常见的部位为颈部,其他部位也可肿大,经治疗后,肿大的淋巴结一般可在数天或数周内逐渐缩小,少数情况下,淋巴结肿大可持续数月。对数月以上淋巴结肿大不消退者,应密切观察,定期复查,若出现短期内再次进行性增大,有触痛或有质地、结构变化,必要时需行淋巴结活检进一步明确肿大的原因。

传染性单核细胞增多症需要治疗吗?

孩子得了传染性单核细胞增多症后是需要观察和治疗的。本病的治疗主要以对症和支持治疗为主,急性期应卧床休息,加强护理,脾大时要避免摔跤和剧烈运动,防止脾破裂。高热患儿可适当使用退热药,酌情补液等,肝功能损伤患儿宜护肝降酶治疗。2~4周后常可逐渐恢复。出现急性喉梗阻等严重并发症时需积极处理,可短期使用肾上腺皮质激素。重症患儿可酌情使用免疫球蛋白静脉滴注。

部分EB病毒感染患儿视病情早期可考虑使用阿昔洛韦或更昔洛韦等抗病毒治疗,但应监测药物不良反应,目前临床抗病毒疗程为1周左右。合并细菌感染者,可使用抗生素治疗,但忌用氨苄西林等药物,以免病情加重。EB病毒一旦感染,很难从体内清除,恢复期可选择增强免疫的药物或食物,并加强锻炼,增强体质,使病毒处于抑制状态,不对机体造成持续损伤。

传染性单核细胞增多症之后
需多久复诊 1 次?

　　传染性单核细胞增多症,经治疗出院后,如基本情况好,无明显器官损伤(如肝功能无转氨酶明显升高等),可以 1 个月复查 1 次,连续 2~3 次,如临床表现消失(如淋巴结、肝、脾肿大消退),之后可 3 个月复查 1 次,然后 6 个月复查 1 次。如无特殊情况,一般就可以不再复查。如器官损伤明显,出现转氨酶明显升高等,出院后需 1~2 周复查 1 次,直到器官损伤恢复正常,再按前述复诊。如再次出现症状,需及时到医院就诊。

EB 病毒感染可能导致的
并发症是什么?

EB 病毒感染的并发症主要包括:肝功损害(EB 病毒肝炎),心肌损害（感染性心肌炎),EB 病毒肺炎,EB 病毒脑炎,EB 病毒相关血管炎,EB 病毒相关噬血细胞综合征等。

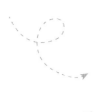

怎样诊断 EB 病毒脑炎？

EB 病毒（EBV）脑炎本身缺乏特异性临床表现，尤为缺乏典型传染性单核细胞增多症的临床表现，临床主要靠实验室检查确诊。临床表现及脑脊液常规检查符合病毒性脑炎的患儿病原学支持 EBV 感染的即可诊断，包括 EBV 感染血清学检查及脑脊液检查：血清学检查提示 EBV 现症感染（EBV-CAIgM 阳性，EA-IgA 阳性），EBV-DNA 明显升高；脑脊液检查主要是 EBV-CAIgM 阳性，伴或不伴有 EBV-DNA 阳性。

EB 病毒感染后是否会
获得免疫力？还会再次感染吗？

EB 病毒感染后常常可获得持久免疫,极少再复发。但特殊情况如免疫功能低下时,部分患者的病毒可以再激活,引起症状。

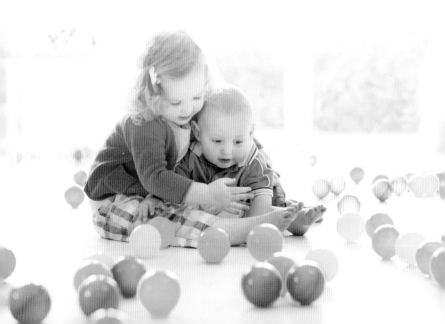

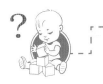

什么是巨细胞病毒？我的孩子为什么会得巨细胞病毒感染？

巨细胞病毒(cytomegalovirus, CMV),属于疱疹病毒亚科,是人类疱疹病毒组中最大的一种病毒,其感染后使感染细胞肿大并产生巨大的核内嗜酸性包涵体,所以称为巨细胞病毒。巨细胞病毒感染在人群中较广泛,能引起全身各器官组织病变,胎儿、婴儿会发生严重脏器损害,甚至死亡。

巨细胞病毒本身就是一种潜伏性病毒,95%的成人身上都携带这种病毒,潜伏部位常在唾液腺、乳腺、肾脏、子宫颈、睾丸、白细胞以及其他腺体中,病毒可长期或间歇地自唾液、乳汁、尿液、精子及子宫颈分泌物中排出,但有的人一辈子也不会有影响,有的人却会病发。如果您的宝宝是新生儿,多数为母亲感染CMV而传给孩子的,先天性感染的宝宝出生时可无症状,但也有严重者可累及多脏器,甚至死亡。有症状者可见肝脾大、黄疸、瘀斑或紫癜、脉络膜视网膜炎、颅内钙化、小头畸形等。所有活着的患儿都可能出现不同程度的听力、视力减退,意识、运动障碍,智力迟钝等。若宝宝出生经产道或哺乳感染,则为后天获得性感染,一般症状轻,预后良好,个别有肝功异常。所以,怀孕的妈妈在怀孕早期要避免感冒,同时要检测 CMV 病毒抗体。

巨细胞病毒脑炎的诊断标准和
治疗疗程怎样把握?

巨细胞病毒(CMV)脑炎的诊断主要依据病原学检查结果。

临床表现:CMV脑炎可表现为头痛,脑膜刺激征阳性,可出现不同程度的意识障碍、精神症状、癫痫发作、偏瘫、感觉障碍等;小婴儿症状可不典型,如果在宫内感染可表现为小头畸形、生长发育落后、听力异常等。脑脊液改变同其他病毒性脑炎脑脊液改变,头颅影像可出现小头畸形、颅内钙化、脑室扩张等,病毒学实验室诊断依据:

⚙ **金标准:**活检脑组织细胞中见到典型的巨细胞包涵体(除外其他病毒感染),脑脊液或脑组织中分离培养出CMV,但临床少用。

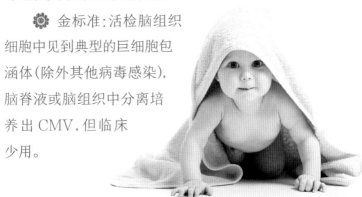

⚙ 血和／或脑脊液病毒抗原检测(CMV-PP65,同时可做 CMV-DNA 及 CMV 的抗体)。

⚙ 血和／或脑脊液病毒核酸检测(CMV-DNA)。

⚙ 血清特异性抗体检测:①血清抗 CMV-IgG:阳性结果表明 CMV 感染,以及可能存在胎传抗体的可能;②血清抗 CMV-IgM:阳性表明 CMV 活动,但其阳性结果可持续较长时间,应视情况考虑是否进行抗病毒干预。

本病的治疗:

主要是抗病毒治疗,更昔洛韦:强化期 5mg/(kg·次),每天 2 次,共 2 周;维持期 5mg/(kg·次),每天 1 次,6~12 周,根据个体差异,相应的治疗时间亦有不同。治疗过程中监测血 CMV-DNA 的变化以指导进一步的治疗。

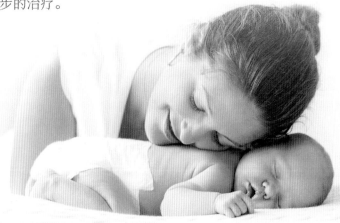

先天性巨细胞病毒感染
指的是什么？

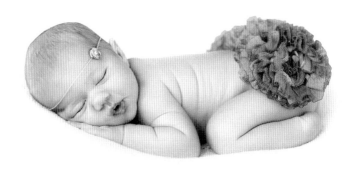

　　先天性巨细胞病毒感染是指由巨细胞病毒(CMV)感染的母亲所生育的子女在出生14 天内证实患有的 CMV 感染,是宫内感染所致。10% 左右出现症状,多见黄疸,肝脾大,皮肤紫癜,耳聋(有轻有重,可单侧或双侧),脉络膜视网膜炎,中枢神经系统损害如脑膜脑炎、颅内钙化、小头畸形、脑瘫、脑积水等。

巨细胞病毒感染都需要治疗吗? 什么样的巨细胞病毒感染可以先观察不治疗?

巨细胞病毒普遍存在于自然界,成人感染率高,但大多不发病。病毒可通过胎盘感染胎儿,也可在出生时经产道吸入含巨细胞病毒的分泌物或产后经母乳排毒感染。但多数巨细胞病毒感染属于自限性疾病,只要机体免疫功能正常,无症状或症状轻微,就不需要药物治疗。大约有 10%~15% 先天性巨细胞病毒感染儿童出生后有症状,这些婴儿的结局相对较差,大部分存活下来的婴儿会有严重的神经系统后遗症,因此需积极抗病毒治疗。另外,对于免疫缺陷或免疫功能低下的患儿,如早产儿、极低出生体重儿、艾滋病患儿,以及存在器官移植的患儿等,当出现巨细胞病毒活动性感染的证据时,即使无症状或症状暂未表现出来,也都应该积极治疗。抗病毒治疗的指征主要包括:①有明显巨细胞病毒感染相关性的疾病,如巨细胞病毒性肝炎、间质性肺炎、脑炎和视网膜脉络膜炎,尤其是艾滋病;②进行移植术后的预防用药；③有中枢神经系统损害（如感音性耳聋）的先天性巨细胞病毒感染患儿，以防止听力进行性损害或恶化。

　　巨细胞病毒是一种弱致病力病毒，对免疫力正常的儿童致病性很低，多为隐性感染，一般不发生疾病。但对于免疫功能明显低下或免疫缺陷者，则可能发生严重巨细胞病毒感染性疾病。因此，对免疫正常的小婴儿，无症状或轻度症状的巨细胞病毒活动性感染虽无需抗病毒治疗，但仍需观察，定期监测巨细胞感染活动性指标、血象变化、肝肾功能、神经系统发育情况和进行听力检查。对早产儿、免疫功能低下或免疫缺陷病、器官移植、肿瘤或长期使用免疫抑制剂者，则需定期观察是否有巨细胞病毒活动性感染的证据，一旦发现有巨细胞病毒活动性感染，则需及时抗病毒治疗，以防严重巨细胞病毒性疾病发生。

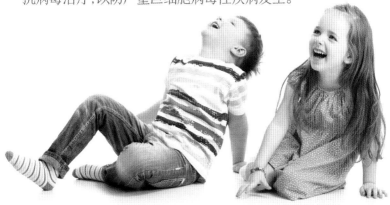

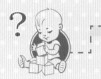

无症状巨细胞病毒感染指的是什么？

无症状巨细胞病毒感染指巨细胞病毒感染患儿无任何临床症状，或症状、体征均未出现，但有巨细胞病毒感染的实验室证据。经产道感染或生后喂食母乳而引起的感染为后天获得性感染，一般为无症状性巨细胞病毒感染。全世界范围内先天性巨细胞病毒感染的发病率为 0.2%~2.5%，其中约 10% 为症状性感染，90% 为无症状性感染，但无症状感染者中仍有 10%~15% 患儿可在生后 2 年内出现精神运动落后、智力低下、小头畸形、听力障碍、视力异常、语言表达障碍、学习困难和瘫痪等。

巨细胞病毒感染引起的
视力损害如何治疗？

巨细胞病毒感染主要引起的视力损害为视网膜脉络膜炎,如不治疗 3~6 个月内可出现永久性失明。更昔洛韦抗病毒治疗可使95%的患儿眼部炎症得到缓解,同时使用 0.15% 更昔洛韦眼用凝胶可达到很好的临床效果。

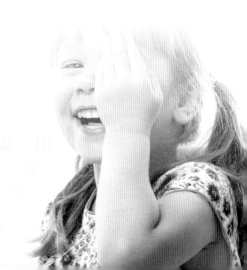

巨细胞病毒感染引起的
听力损害能恢复吗?

巨细胞病毒感染引起的听力损害表现为感音性耳聋,耳聋是最严重的后果,它可以延迟发生,巨细胞病毒感染引起的听力损害经过更昔洛韦抗病毒规范治疗后,大部分可以逐渐恢复,极少部分经过抗病毒治疗后虽未恢复,但也能阻止听力恶化,因此建议对出生后婴儿进行 6 个月以上的长期听力随访。

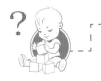

巨细胞病毒感染的母亲是否可以哺乳?

巨细胞病毒可随乳汁排出,可通过母乳喂养将病毒传染给婴儿,有研究表明,刚出生的婴儿如果吃过含巨细胞病毒的母乳,发生感染的概率可达 70%。但由乳汁传播巨细胞病毒而感染的足月儿大多无症状,神经系统后遗症和耳聋的发生概率也比较低,因此母亲有巨细胞病毒感染时所出生的足月儿可以不停母乳,因为此时母乳喂养也不一定就会导致新生儿感染,而母乳喂养的益处大于感染带来的风险。但是对于早产儿、低出生体重儿和极低出生体重儿而言,由于其免疫功能发育不全,如果患儿母亲乳汁中巨细胞病毒 DNA 阳性,宜停母乳喂养,改牛奶喂养或处理带病毒的母乳,即 -20℃冷冻过夜(1 天以上)后,再用巴氏消毒可消除病毒。

艾滋病是怎么回事? 儿童患艾滋病的主要途径是什么?

　　艾滋病是获得性免疫缺陷综合征的简称,是因感染人类免疫缺陷病毒后而引起的致死性慢性传染病。儿童患病的主要途径包括血液传播和母婴传播,前者主要包括:输入 HIV 污染的血液、成分血或血液制品,移植 HIV 感染者的器官、组织、骨髓等,医疗器械消毒不严等;后者主要包括:感染 HIV 的孕妇通过胎盘将病毒传给胎儿,哺乳、分娩经产道传给孩子而感染等。

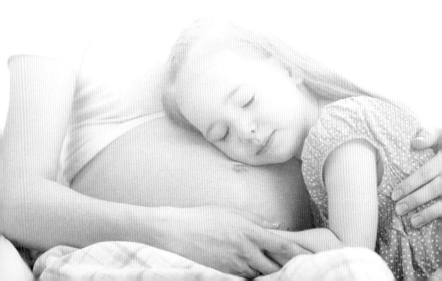

败血症与白血病一样吗?

　　败血症与白血病是完全不一样的疾病。败血症是由致病菌侵入血液循环并在其中生长繁殖,产生毒素而引起的全身性感染性疾病,易在人体抵抗力降低的情况下发生。临床上主要表现为寒战、高热、毒血症症状、皮疹、关节痛、肝脾大、感染性休克、迁徙性病灶等。常见病原为革兰氏阳性球菌、革兰氏阴性杆菌和真菌。败血症是可以治愈的疾病,关键是早期发现,采取及时有效的治疗措施。而白血病是造血组织的肿瘤性疾病,俗称"血癌"。造血细胞的某一系列、主要是白细胞系列的前体细胞失去分化成熟能力,在骨髓中和其他造血组织中呈恶性克隆性增生、积聚,并侵犯肝、脾、淋巴结,最终浸润破坏全身组织、器官,使正常造血功能受到抑制。白血病与实体肿瘤不同,不是生长在局部的赘生物,而是全身散播,可能侵犯各系统、器官和组织的恶性血液病。临床表现为发热、贫血、出血、感染及各器官浸润症状。白血病在儿科恶性肿瘤的发病率中居第一位。

白细胞升高就是败血症吗?

白细胞升高不一定是败血症。白细胞数目升高见于:感染、炎症、严重烧伤、出血、中毒等,明显升高时应除外白血病。白细胞分为5类:一是中性粒细胞,正常为50%~70%,其升高见于急性感染(尤其是化脓性球菌感染)、严重组织损伤及大量血细胞破坏,急性大量出血,急性中毒,白血病及恶性肿瘤等;二是淋巴细胞,正常为20%~40%,其升高常见于百日咳、传染性单核细胞增多症、病毒感染、淋巴细胞性白血病等;三是嗜酸性粒细胞,正常为0.5%~5%,增多见于寄生虫病、过敏性疾病、血液病、某些恶性肿瘤及某些皮肤病等;四是嗜碱性粒细胞,正常为0~1%;五是单核细胞,正常为3%~8%,增多时见于急性传染病恢复期、单核细胞性白血病等。但不同年龄段各自的比例也存在一定差异,应注意辨别。

CRP 是什么意思？

　　CRP 是 C 反应蛋白的英文缩写。C 反应蛋白是一种能与肺炎球菌 C 多糖体反应形成复合物的急性时相反应蛋白，具有激活补体、促进吞噬和免疫调理作用。CRP 主要由肝脏产生，其含量的变化对炎症、组织损伤、恶性肿瘤等疾病的诊断及疗效观察有重要意义。

CRP 升高代表什么？

CRP 升高具有以下临床意义：

✿ CRP 作为急性时相蛋白在组织损伤，如大手术、严重创伤、烧伤、心肌梗死等发病后数小时内迅速升高，病变好转时，又迅速降至正常，若手术恢复后 CRP 又升高，则应注意继发感染或深静脉血栓形成。

✿ 各种细菌感染，特别是革兰氏阴性菌感染，CRP 常明显升高，而病毒性感染，CRP 升高不明显或轻度升高，可作为细菌性感染和病毒性感染的鉴别诊断指标之一。

✿ 可以作为疾病活动性的指标：风湿免疫性疾病，如风湿热活动期，CRP 明显升高，而治疗好转后，逐渐降至正常。

✿ 恶性肿瘤、器官移植后发生排斥反应以及妊娠等都可见 CRP 明显升高。

得了败血症
好了之后还会复发吗?

得了败血症经过有效、足够疗程的治疗痊愈后一般不会复发。但有时可能因为出现隐匿性迁徙病灶或存在深部的脓肿而复发,另外如再一次受到病原菌侵犯或存在宿主因素,如宝宝的免疫功能低下,可以重新感染再次发生败血症。

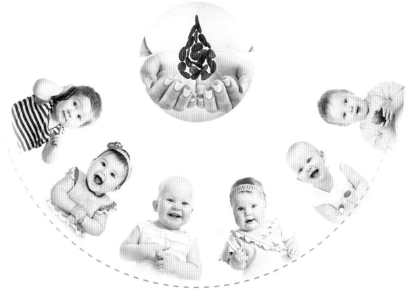

孩子得了猩红热
为什么要彻底治疗？

猩红热是由乙型溶血性链球菌感染所致的一种急性传染性疾病，可导致两大类并发症：一类是化脓性并发症，多见于年幼体弱儿，可表现为中耳炎、乳突炎、淋巴结炎、扁桃体周围脓肿、咽后壁脓肿及蜂窝织炎等，严重者细菌经血行播散可引起败血症及迁徙性病灶，如脑膜炎、心包炎、骨髓炎等；另一类是非化脓性并发症，如风湿热，包括风湿性心肌炎、心内膜炎及心包炎、风湿性关节炎等。少数还可引起急性肾小球肾炎。如果能获得早期诊断，及时进行足疗程的治疗，可有效防止并发症的发生，尤其对于防止远期并发症具有重要意义。因此，家长不要一看孩子退了烧就停药，应该按照医师要求，进行规范化治疗，完成有效的疗程以获彻底治疗。疾病痊愈后 1~2 周，还应该带孩子到医院进行复查，如进行抗链球菌溶血素 O 试验、尿常规等检查，千万别留下病根，影响以后的健康。

链球菌感染后要注意什么？

链球菌属细菌侵入人体引起疾病的临床表现主要由化脓性、中毒性和变态反应性病变结合而定。链球菌感染，在急性期，应注意化脓性与中毒性病变引起的相应临床表现，而感染后2~4周应注意变态反应性病变。

⚙ **化脓性病变**：链球菌有较强的侵袭能力，侵入组织后易引起炎症性病灶，导致组织坏死，形成相应的临床表现如中耳炎、乳突炎、淋巴结炎、扁桃腺周围脓肿、咽后壁脓肿及蜂窝织炎等。

⚙ **中毒性病变**：链球菌产生的毒素由局部吸收进入血液循环，而引起发热、头痛、呕吐、食欲缺乏等全身中毒症状，同时引起皮肤、黏膜血管弥漫性充血、水肿、炎症细胞浸润、上皮细胞增生等，形成点状充血性皮疹，中毒症状严重者也可形成

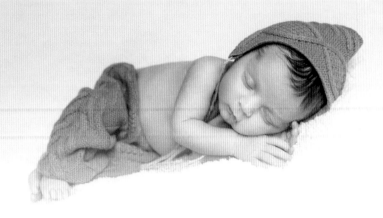

出血性皮疹。

🌼 **变态反应性病变**：常在感染后 2~4 周个别患儿可出现心、肾及滑膜组织等非化脓性病变。临床表现为风湿热或急性肾小球肾炎。

对于链球菌感染所致的疾病，最重要的是早期诊断，及时给以足量的抗菌药物治疗，对青霉素仍高度敏感，早期选用青霉素治疗可迅速消灭病原菌，缩短病程，预防与治疗脓毒并发症，尤其对预防风湿热、急性肾小球肾炎的发生有重要意义。对青霉素过敏者可改用红霉素、新大环内酯类药物或第一、二代头孢菌素治疗，疗程为 10 天。急性期应按照传染病进行保护性隔离。

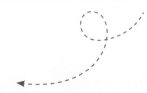

链球菌感染后低热的观察
与处理是怎样的？

　　链球菌感染容易引起发热，如果宝宝体温不超过38℃，可以多喝水，清淡饮食，注意休息，避免再度受凉，避免接触其他有细菌感染的患者即可。如果确定是链球菌感染所致，需要积极抗感染治疗，可以口服青霉素类的抗菌药物，并注意是否有引起风湿热的可能。

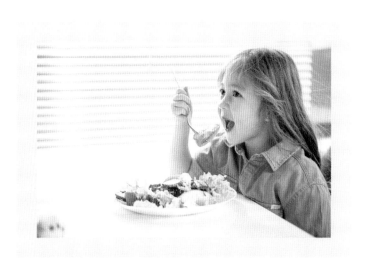

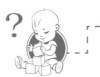

孩子得了中毒性细菌性痢疾
会有生命危险吗?

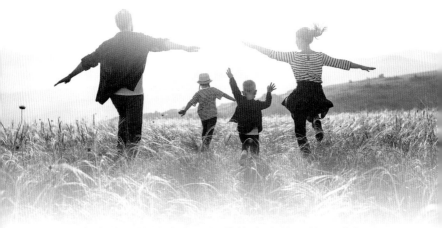

中毒性细菌性痢疾是细菌性痢疾的一种严重类型,起病急,病情极为凶险,是有生命危险的。中毒性菌痢起病急、病情进展快,常出现突发高热,体温 39~40℃,甚至更高,很快出现精神差、嗜睡、抽搐、面色灰、口唇青紫、手脚凉等严重表现,但此时孩子胃肠道症状并不重,有的孩子甚至没有细菌性痢疾的典型表现(腹痛、腹泻、脓血便),所以很容易误诊,如不及时治疗,常会发展至昏迷、休克,甚至呼吸循环衰竭而死亡。

淋巴结肿大需要就诊吗？

　　并非所有淋巴结肿大的儿童都需要就诊,因为正常的儿童也可有淋巴结肿大。通常情况下,大多数区域的正常淋巴结的最大直径 <1cm;肱骨内上髁区域的正常淋巴结的直径通常 <0.5cm;腹股沟区域的正常淋巴结的直径通常 <1.5cm。正常淋巴结在儿童期(2~10岁)比之后的时期更大。健康个体腹股沟区域的淋巴结通常可被触及。由于既往的头部和颈部感染,颈部淋巴结(尤其是下颌下淋巴结)也可能被触及。当淋巴结肿大超过正常范围,或伴有其他临床症状时,需要及时就诊。

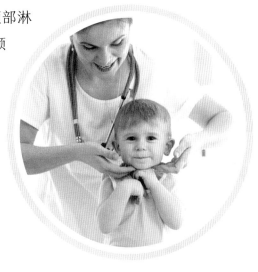

接种卡介苗还会得结核病吗？

卡介苗系用人工减毒的牛型结核分枝杆菌制成的活疫苗，无致病力，保留产生免疫力的抗原性，能有效地预防结核病的发生。接种卡介苗一般不会得结核病。但由于从卡介苗接种至发挥免疫效应约需 3 个月的时间，因此，如果在这段时间内有患结核病风险，或者接种疫苗失败，不能形成有效的免疫反应时也可能患结核病；或者宝宝有免疫缺陷病，接种疫苗本身也可感染结核。卡介苗对结核病的预防效果为 70%~80%，其保护作用可维持 5~10 年，还需及时强化接种卡介苗。接种卡介苗是一种有效预防结核病的方法，可以使结核病的发病率大为降低，但也不能绝对保证接种后不会得结核病。

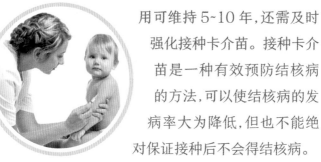

伪装热的特征是什么？
如何诊断？

伪装热的发病人群集中在青少年，特别常在临近毕业或考试期间出现。伪装热在许多发热待查中都有涉及，所占比例为 1%~3%。临床表现为食欲好、精神佳、夜间不发热，各项辅助检查结果正常，抗菌药

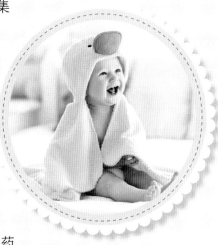

物及激素治疗无效，此时应注意患儿的体温与心率的变化是否平行，因为体温升高会伴随心率的增快，而在伪装热时并无此特点，也可进行肛温对照，以判断是否是真正的发热，一般经严密观察体温并除外其他疾病后可确诊。

暑热症如何诊断？

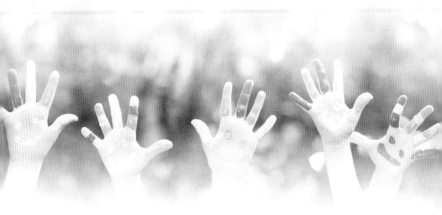

暑热症是婴幼儿(3 岁以内宝宝)时期一种特有的季节性疾病,临床以长期发热、口渴多饮、多尿、少汗或汗闭为特征,多见于 3 岁以内的宝宝。我国南方气候炎热地区多见,发病集中在 6~8 月份,并与气温升高、气候炎热关系密切,气温愈高发病愈多,且随气温升高而病情加重。秋凉以后症状多能自行消退。本病若无其他合并症,预后良好。

根据以下特点,即可诊断：

🌼 暑热症出现于盛夏季节,多见于我国南部及中部奇热地区,以 6 个月以上到 3 岁以内的宝宝多见。暑热症患儿肾功能正常,因此多尿、不含蛋白质,尿比重常在 1.008 以下。

🌼 有明显季节性,多在夏天 6~8 月份发病。好发于 2~5 岁体弱儿童及智力低下儿童。

🌼 高热可持续在 39~41℃之间,可持续 3~4 个月之久,当外界气温下降时,可暂时体温下降,秋凉后多能自愈。次年可复发。

🌼 口渴、多饮、多尿,每天排尿次数可达 20 次以上,尿液清亮。皮肤干灼,无汗或少汗。宝宝一般情况良好,体检及实验室检查无特殊。

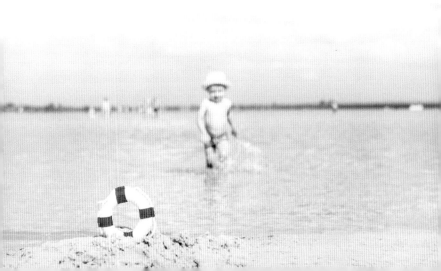

孩子出诊后就会退热吗？

不一定。在小儿时期，很多疾病都可以让孩子"出疹子"。除去麻疹以外，还有风疹、幼儿急疹、猩红热、水痘等，都可以出皮疹。幼儿急疹是"热退疹出"，而其他出疹性疾病发热的同时也在出皮疹。幼儿急疹是由病毒感染引起的突发性皮疹，常见于出生6个月~1岁的宝宝。首先持续高热3~4天，热退后周身迅速出现皮疹，并且皮疹很快消退，没有脱屑，没有色素沉着。感冒症状不明显，有时出现咽喉发红，颈部、枕部的淋巴结可以触到，但无触痛。体温将退或已退时全身出现玫瑰红色的皮疹，此时幼儿急疹已近尾声。如果宝宝患了幼儿急疹，一般不用特殊治疗，只要加强护理和给予适当的对症治疗，几天后会痊愈。宝宝尽量卧床休息，少去户外活动，注意隔离，避免交叉感染。发热时要多喂水，给容易消化的食物，适当补充维生素 B 和维生素 C 等。如果体温较高，可在医师指导下应用退热药物，以免发生高热惊厥。

常见的人兽共患病是什么？

人兽共患病是指由同一种病原引起的既可使动物发病，又可使人体发病的疫病。有资料显示，人兽共患病有 200 种以上，常见的主要有：口蹄疫、狂犬病、禽流感、弓形虫病、血吸虫病、炭疽、钩端螺旋体病、巴贝虫病等。

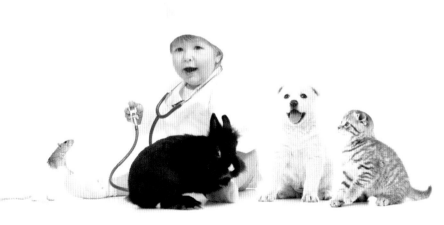

什么是原发性免疫缺陷病?

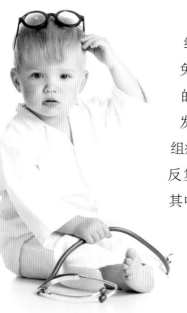

原发性免疫缺陷病是一组少见病,与遗传相关,是以免疫系统细胞或其构成成分的数量或质量缺陷,以致易发生以各种感染为特征的一组疾病;常发生在婴幼儿,出现反复感染,严重威胁生命。因其中有些可获得有效的治疗,故及时诊断仍很重要。按免疫缺陷性质的不同,可分为以体液免疫缺陷为主、细胞免疫缺陷为主、两者兼有的联合性免疫缺陷等。目前免疫缺陷病临床可细分至9类,严重联合性免疫缺陷病最为严重,如未经有效治疗常在生后1年内死亡。其他为数众多的原发性免疫缺陷病病情较轻,病死率较低,存活时间相对较长,但亦需及时发现、及时治疗。

PART 3

住院患儿健康教育指导

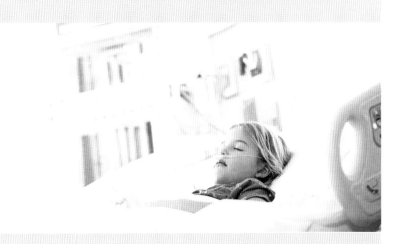

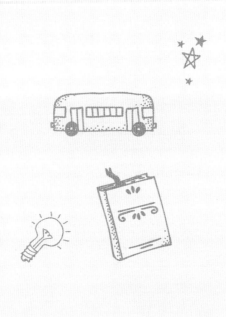

孩子为什么会患化脓性脑膜炎？

　　化脓性脑膜炎是一种严重的中枢神经系统感染性疾病,不同年龄组患儿病因不同。5岁以下儿童多见,尤其是3岁以下婴幼儿,这些患儿年龄小,血脑屏障发育不全,免疫功能发育尚不完善,均为易发生化脓性脑膜炎的原因。3岁以上化脓性脑膜炎患者则要特别注意寻找有无基础疾病,如头部外伤、脑脊液鼻漏、皮毛窦、免疫缺陷、中耳炎、鼻窦炎、乳突炎、人工耳蜗植入、脑脊液分流术后等。

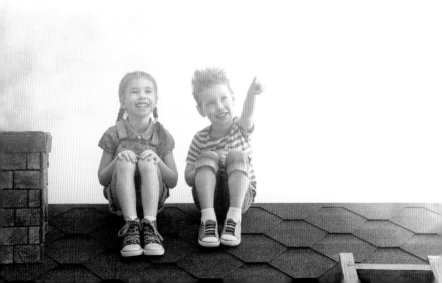

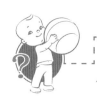

化脓性脑膜炎的并发症有什么？

神经系统并发症：

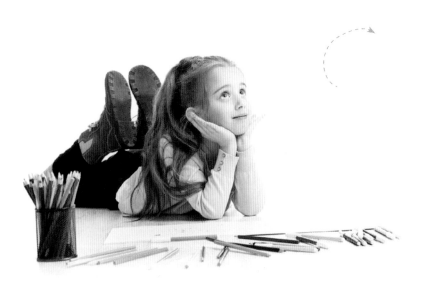 中早期并发症：颅压增高、硬膜下积液、硬膜下积脓、硬膜下出血、脑室管膜炎、脑梗死、偏瘫、症状性癫痫、听力损害等。

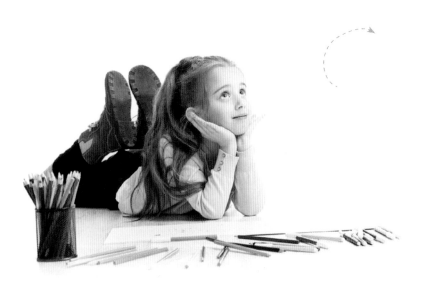 晚期并发症：脑积水，智力发育、身体发育落后等。

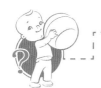

化脓性脑膜炎
做完腰椎穿刺后应怎么护理？

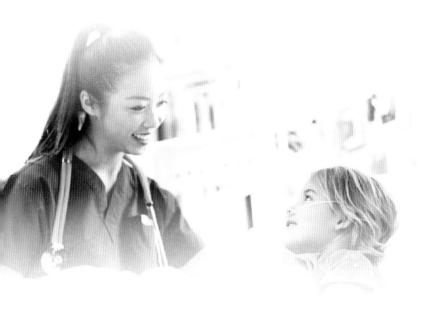

　　做完腰椎穿刺后腰穿部位需要按压 5~10 分钟，之后需要孩子去枕平卧半小时，观察孩子的面色及精神状态，有无头痛、腰痛等症状，如有异常应及时通知医师。

化脓性脑膜炎能治愈吗？
会有后遗症吗？

化脓性脑膜炎是影响儿童身心健康的严重疾病,应尽量早期发现、积极治疗,尽量减少严重并发症的发生,挽救患儿的生命,提高生存质量。能否治愈取决于患儿治疗是否及时,出现并发症的多少及严重程度,如果有严重并发症则出现后遗症的概率会比较高,如癫痫、脑积水、肢体活动障碍、听力异常、智力低下等。是否有后遗症的危险因素包括患儿的年龄、身体情况、病原、疾病的严重程度及病程的长短、是否及时应用有效抗生素等。

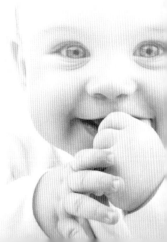

得了脑炎会影响智力吗？

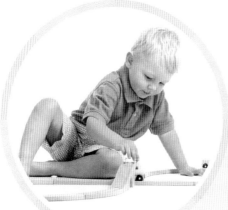

脑炎是否影响智力主要取决于现症感染时患儿年龄、身体情况、病原、疾病的严重程度及病程的长短、治疗反应等，一部分重症会影响智力，可以通过后期干预来改善其生存质量。

为什么化脓性脑膜炎会产生脑积水及发生硬膜下积液?

化脓性脑膜炎时产生炎性渗出物,大多数沉积于颅底脑池,脑膜粘连增厚引起脑脊液流出受阻,另外化脓性脑膜炎时脑脊液吸收亦受损,双重因素导致脑积水。化脓性脑膜炎发生硬膜下积液主要是由于穿过硬膜下腔的桥静脉发生炎性栓塞和血管壁损伤所致。少量可以自行吸收,中量至大量可以通过手术治疗。

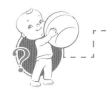

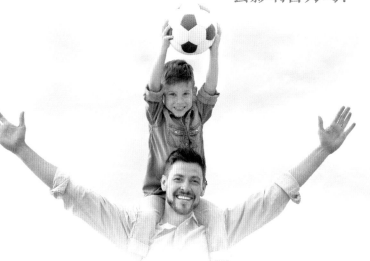

硬膜下积液、脑积水
会影响智力吗？

　　少至中量硬膜下积液通过治疗后可吸收对于智力
不会造成影响，但大量硬膜下积液会对脑组织造成压
迫，影响脑组织生长，不经治疗可能会影响智力发育。

　　感染后引起的脑积水需动态观察，如进行性加重，
随着脑积水进展，室周脑组织发生水肿和缺血，导致脑
白质萎缩，会影响患儿的智力发育。

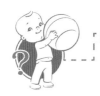

何为化脓性脑膜炎?

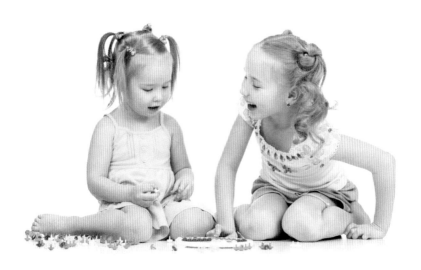

化脓性脑膜炎是由细菌感染引起的中枢神经系统感染。依据感染不同部位可以分为化脓性脑膜炎、化脓性脑膜脑炎、化脓性脑脊髓膜炎等。

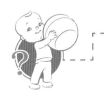

为什么化脓性脑膜炎
需要定期做腰穿？

　　化脓性脑膜炎患儿在住院期间需要监测脑脊液的变化情况，所以需要定期腰穿，以了解脑脊液中细胞数、蛋白、糖等指标的变化情况，以便临床医师进行疾病诊断以及评估疗效，决定抗生素治疗方案。

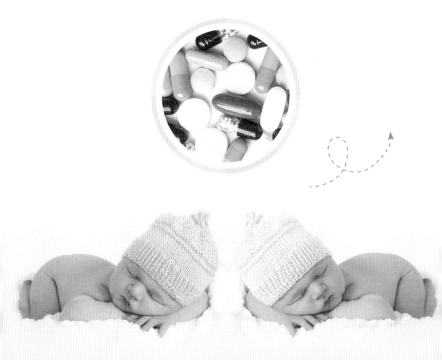

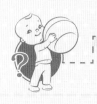

腰穿会引起瘫痪吗？
会腰痛吗？会头痛吗？

在掌握腰穿适应证及禁忌证后进行腰穿是不会引起瘫痪的。不少家长常担心腰穿脑脊液会使孩子瘫痪，其实这种担心是多余的。腰穿损伤不到脊髓，更不会损伤脑子，因为临床做腰穿的部位离脊髓还有相当的距离。

腰穿后约有 10% 患儿会出现一过性腰痛，一般持续 12~72 小时可自行缓解。腰穿后腰痛的处理：轻度疼痛，温毛巾热敷。若疼痛明显可考虑应用药物止痛。

腰椎穿刺后头痛是腰穿最常见的并发症之一，多发生于腰穿 48 小时以内。轻症患儿一般无需处理，注意平卧休息多可缓解；一旦出现严重头痛建议及时就诊，若为脑脊液外漏所致颅内压降低而引起头痛，可采取生理盐水补液处理。

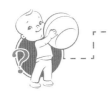

中枢神经系统感染
有什么后遗症?

中枢神经系统感染按病原分为细菌性脑膜炎、病毒性脑炎、真菌性脑膜炎、结核性脑膜炎等,不同病原引起的病症的后遗症亦有不同。较多见的后遗症有症状性癫痫,听力损害,智力发育、身体发育落后等。

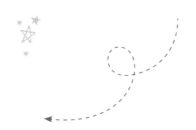

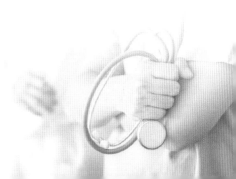

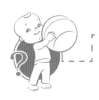

传染性单核细胞增多症如何治疗？

传染性单核细胞增多症是一种自限性疾病,症状较轻的可以自愈,发病期间可仅给予对症支持治疗,如退热,缓解鼻塞、咽痛,调节细胞免疫等。但对于重症患儿,如高热持续不退、肝脾淋巴结显著肿大、伴有其他严重并发症,可酌情使用抗病毒药物,如阿昔洛韦或更昔洛韦,部分患儿可视病情酌情使用丙种球蛋白调节免疫治疗。

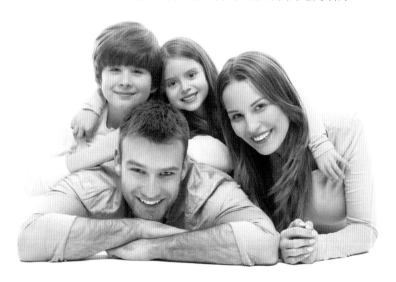

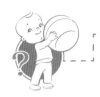

传染性单核细胞增多症
患儿何时需要做骨髓穿刺?

传染性单核细胞增多症是由 EB 病毒感染引起的淋巴组织增生性疾病,可以导致骨髓造血异常,常引起外周血血细胞上升,若出现类似白血病等血液系统疾病改变时,故需做骨髓穿刺进行鉴别诊断;另一方面,部分患儿 EB 病毒感染后,有发生噬血细胞综合征的风险,当出现相应症状后须行骨髓穿刺进行评估。

败血症如何治疗？
需要治疗多久？

💮 **对症支持治疗**：败血症患儿的体质差，症状重，病情会持续一段时间，故在应用有效抗菌治疗的同时，

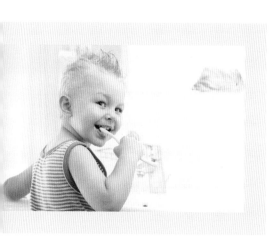

还需注意营养支持，对于存在低白蛋白血症及凝血功能异常的患儿，可考虑给予人血白蛋白（白蛋白）、血浆等支持治疗，及时纠正水与电解质紊乱，保持酸碱平衡，维持内环境稳定。需加强护理，注意防止继发性口腔炎、肺炎、泌尿系感染及压疮等。

💮 **抗菌治疗**：应用原则为及时、足量、静脉用药、足疗程。积极寻找感染病原，根据药敏试验合理调整抗

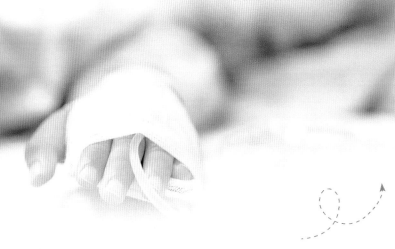

生素使用，并依据药物特性选择合理的用法及用量，一般疗程建议为 2 周，若病情稳定，可及时改为口服序贯治疗。

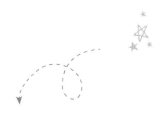 其他治疗：局部治疗，如切开引流；化脓性心包炎、关节炎、脓胸及肝脓肿在全身抗感染同时可酌情进行引流以利于疾病的控制。对有梗阻的胆道、泌尿道感染，应考虑手术解除阻塞。此外，同时治疗基础疾病。

为什么部分败血症患儿
需要做腰椎穿刺？

败血症是指致病菌或条件致病菌侵入血液循环,并在血中生长繁殖,产生毒素而发生的急性全身性感染。部分患儿,尤其是小婴儿,由于自身免疫功能及血脑屏障发育尚不完善,容易播散引起中枢神经系统感染,故需要做腰椎穿刺,早诊断,早治疗。

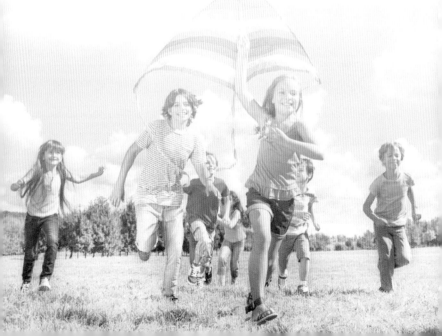

什么是再发性化脓性脑膜炎？

再发性化脓性脑膜炎（简称化脑）是儿童时期严重疾病，诊断标准：①每次发病都具有典型化脓性脑膜炎的临床表现及脑脊液特点；②经足量、足疗程抗生素治疗，症状、体征消失，脑脊液恢复正常；③化脓性脑膜炎反复次数≥2次，再发间隔≥3周；④两次发作之间无任何不适。

化脑再发的因素主要有：①先天性缺陷：如原发性免疫缺陷病中的抗体及补体缺陷、先天性皮毛窦、脑脊液耳鼻漏、脊膜膨出、先天性筛板缺陷、先天性持久性岩鳞裂等；②后天性损伤：包括颅骨骨折、头面部手术或骨瘤所致硬脑膜损伤、脾切除后免疫功能低下、鼻或耳部慢性炎症。

对于化脓性脑膜炎，尤其是病情反复的患儿尽量查找其致病原因，需要医师仔细查体，追问相关病史（如头颅外伤，手术史，有无脑脊液鼻漏、耳漏，不良家族史等），并可完善下述检查：免疫功能、颞骨CT、鼻窦CT，根据病因有针对性地治疗，避免复发。

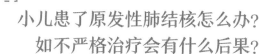

小儿患了原发性肺结核怎么办？
如不严格治疗会有什么后果？

小儿患原发性肺结核后应该遵照医嘱，早期、规律、联合用药，坚持全疗程治疗，一般都为良性病程，经治疗可逐渐吸收至痊愈。

如果不严格治疗，可能会出现病情进展甚至恶化，出现以下情况：①出现胸水；②淋巴结结核传入支气管，造成肺实变、肺不张等；③原发灶中间形成空洞；④干酪样坏死淋巴结穿孔或原发空洞进一步扩散可导致干酪性肺炎；⑤结核通过血行播散造成急性粟粒型肺结核或全身粟粒结核病。如果出现上述情况，治疗效果不好，病程迁延曲折，可达2~3年或更久，有的患儿预后不良。

什么是小儿隐球菌病?

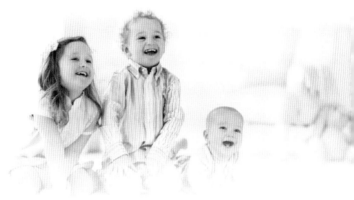

小儿隐球菌病是一种真菌性疾病,是由新型隐球菌感染导致的感染性疾病,以侵犯中枢神经系统为主,常见脑膜炎、脑脓肿、颅内肉芽肿样改变,常起病缓慢,可表现为反复加重的头痛、不同程度的发热,伴有呕吐、眩晕、视物模糊、怕光、眼球震颤、颈部抵抗等。若未进行正规治疗,往往可致病情迁延不愈及加重,可有严重后遗症,如失明、脑积水、发育落后等。另外,小儿隐球菌病还可累及肺、淋巴结、皮肤、骨骼和其他内脏(如肝、脾),多脏器受累则称为全身播散性隐球菌病,应当早期诊断、及时治疗,病程长,预后差。

儿童原发人类细小病毒B19感染有什么特征？如何诊断？

人类细小病毒中人类细小病毒B19最重要，与人类疾病最为相关。儿童中细小病毒B19常表现为传染性红斑，其他疾病可表现为关节炎、贫血;慢性溶血性

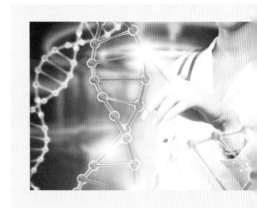

患者可促发严重的再障危象,在孕妇中可致严重贫血、流产以及胎儿水肿,这常继发于严重的贫血。

人类细小病毒B19血症通常持续7~12天,能通过免疫沉淀法或分子生物学技术确诊,急性发作晚期或恢复早期阶段出现IgM特异抗体以及人类细小病毒B19的DNA检查也可支持诊断。

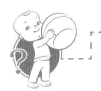

如何诊断原发人疱疹病毒
6 型与 7 型感染?

　　原发人疱疹病毒 6 型(HHV-6)感染通常无症状,原发感染的婴幼儿或免疫缺陷的患者可出现明显症状。多数原发感染发生在 6 个月 ~2 岁的儿童,典型疾病为幼儿急疹,常突然发作,伴有高热,持续 3~5 天后热度骤降,热退时出现淡红色斑疹或斑丘疹,通常先发生于颈部及躯干。而后蔓延到四肢,而颊、肘、膝以下及掌跖等部位多无皮疹。经 1~2 天皮疹即消退不留任何痕迹。患儿通常一般情况较好,可伴咽部充血和颈淋巴结肿大,重者可发生高热、惊厥、恶心、呕吐、嗜睡等全身症状以及中枢神经系统感染。

　　原发人疱疹病毒 7 型(HHV-7)引起的原发感染发病一般晚于 HHV-6 感染,且多发生于幼童时期。HHV-7在人群中的血清抗体阳性率大

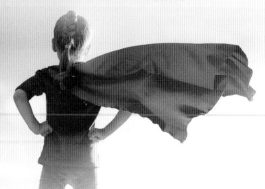

于85%，多呈潜伏状态。但目前HHV-7作为一种机会性感染病原，可对人体健康产生严重影响。以引起短暂发热为主，有时可伴有皮疹。也可表现为幼儿急疹，原发的HHV-7感染与小儿中枢神经系统感染也存在相关性。

病毒分离仍是HHV-6型、HHV-7型感染的确诊方法，病毒抗原检测适于早期诊断，病毒抗体的测定采用酶联免疫吸附（ELISA）实验方法和间接免疫荧光方法测定HHV-6型、HHV-7型IgG、IgM抗体，是目前最常用和最简便的方法，IgM抗体阳性，高滴度IgG以及恢复期IgG抗体4倍增高等均可说明HHV-6型、HHV-7型感染的存在，如果从脑脊液内测到IgM抗体，则提示中枢神经系统感染的存在。采用核酸杂交方法及PCR方法可以检测HHV-6型、HHV-7型的DNA，由于HHV-6型、HHV-7型、HHV-8型均存在潜伏感染，因此有时检测出病毒的DNA，也并不能确定是处于潜伏状态还是激活状态。

肺炎链球菌脑室膜炎的诊断标准是什么？何时需要进行脑室内注射？

　　脑室膜炎是化脓性脑膜炎的常见及危险的并发症，当患儿出现突然的病情变化，应考虑有合并脑室膜炎的可能。可以进行影像学的检查以及侧脑室穿刺，如符合脑室膜炎的诊断标准，且培养出肺炎链球菌并和脑脊液培养为同一细菌，则可病原学确诊。如果选用的药物能够很好地通过血脑屏障，原则上不需要鞘内注射，以免出现不良反应及增加患儿的痛苦。但庆大霉素、丁胺卡那霉素等不易通过血脑屏障，可采取鞘内注射或脑室内注射。对延误诊治及难治性婴儿晚期化脓性脑膜炎，脑脊液外观有脓块形成，抗生素治疗效果不佳或细菌对抗生素耐药，加用鞘内注射或脑室内注射可提高治愈率。针对脑室内注射药物，可以利用侧脑室外引流管进行。根据不同感染病原选择恰当的抗生素，如肺炎链球菌可以选择青霉素及万古霉素，进行注射时，药物必须稀释到一定浓度，可用抽出的脑脊液或生理盐水稀释，需注意注入量应略少于放出的脑脊液量。

如何早期识别颅高压?

颅高压的常见原因为:脑组织体积增加,最常见原因为脑水肿;颅内血容量增加,二氧化碳潴留;脑脊液量增加,脑脊液回吸收障碍和／或脑脊液分泌过多;颅内占位性病变,颅内肿瘤、脓肿等,病变本身占有一定体积,同时病变周围脑水肿或阻塞脑脊液循环通路,可致梗阻性脑积水。这些都可能导致出现颅高压。而临床上常见的表现为:头痛、呕吐、惊厥、意识障碍,查体时可发现婴儿的囟门张力增高,呼吸节律的不整,血压的升高,瞳孔的不等大,眼底检查可见到视神经乳头水肿。可通过临床观察以初步判断患儿是否存在颅高压的可能。

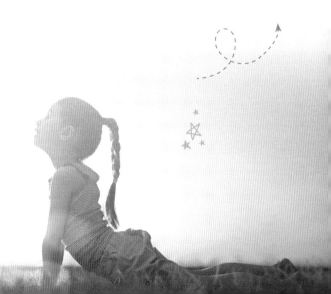

临床发现儿童患耐甲氧西林金黄色葡萄球菌感染时家长该做些什么?

首先要确定耐甲氧西林金黄色葡萄球菌(MRSA)是定植还是感染,定植是指发现 MRSA 但并未致病,而侵袭性感染则表现为发热、乏力、白细胞异常、肺炎、败血症、组织脓肿等。而针对感染患儿的治疗应为综合干预。建议住院并最好单间治疗避免交叉感染。对于抗生素选择万古霉素可为首选,夫西地酸或利奈唑胺可备选。

多重耐药革兰氏阴性杆菌的
治疗选择是什么？

抗生素耐药存在普遍性。革兰氏阴性杆菌可产生超广谱 β- 内酰胺酶、AmpC 酶等,均可导致机体对氨基糖苷类、喹诺酮类、磺胺类、碳青霉烯类等抗生素耐药,使治疗出现困难。所需要的干预包括:去除产 β- 内酰胺酶细菌的诱因,如:由于导管引起的相关感染则建议取出导管,合理使用抗生素,应依据药敏试验结果选择抗生素,必要时可考虑联合用药,推荐应用碳青霉烯类、各种酶抑制剂复合制剂、头霉素类抗生素。

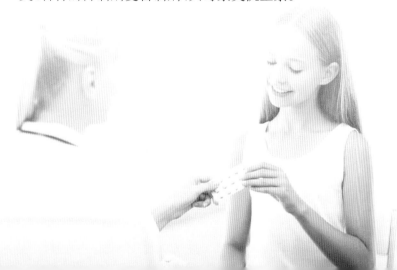

在抗生素治疗过程中何时考虑出现药物超敏反应？在临床上该如何处理？

　　药物超敏反应综合征是一种具有特异性的重症药疹。目前认为,在一定的遗传背景下,机体对药物活性代谢产物解毒功能的缺陷是其病因之一。人类疱疹病毒6型感染再激活也可能参与了此病的发生。药物及病毒再激活引发的免疫过敏反应所致的组织损害主要由 CD8[+] 细胞毒性 T 淋巴细胞造成。当有复杂用药史,且在药物治疗过程中,尤其在应用药物 1~2 周后患儿出现皮疹,并伴有多脏器功能的损害,以肝损害为主,同时患儿血常规提示有嗜酸细胞计数的升高,应考虑本病的可能。常见引起本病的药物有:青霉素、β-内酰胺类药物、水杨酸类药物、抗癫痫药物等。治疗上首先应停用可疑的药物,保护受损脏器的功能,并给予激素及丙种球蛋白抑制炎性反应及封闭体内特异的抗原。

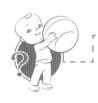

肝功能损伤时选择抗生素应注意什么？

肝功能损伤时选择抗生素，应按肝功能减退时抗生素药代动力学和药物的肝毒性等因素，分为下述几种情况进行选择：

✿ 药物无明显肝毒性，主要由肾脏排泄，肝功能减退患儿可按正常剂量使用。属于此类的抗生素有青霉素、氨基糖苷类（庆大霉素、妥布霉素、阿米卡星等）、头孢他啶、万古霉素、多黏菌素类等。

✿ 药物无明显肝毒性，但主要由肝脏清除，肝功能减退时药物清除减慢或清除减少。此类药物应谨慎使用或减量给药，如林可霉素、克林霉素、红霉素（不包

括红霉素酯化物),有条件
者应监测血药浓度。

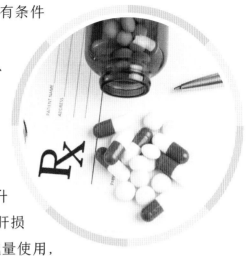

🌸 药物经肝、
肾清除,肝功能减
退时则清除减少,
血药浓度升高,若
患儿同时有肾功能
减退则血药浓度升
高更明显,易导致肝损
害。此类药物应减量使用,
如脲基青霉素类中的美洛西林、阿洛西林,头孢霉素类
的头孢哌酮、头孢曲松、头孢噻肟等,以防引发严重的
肝病。

🌸 药物主要由肝脏清除且有肝毒性,肝功能减退
时药物清除减少导致毒性反应发生,应禁用或避免使
用,包括红霉素酯化物、利福平、异烟肼、四环素类、磺胺
类、氯霉素、两性霉素 B、酮康唑、咪康唑等。

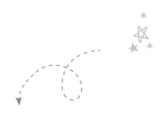

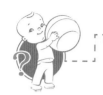

肾功能损伤时选择抗生素应注意什么?

肾功能不全患者应用抗生素时调整给药的依据有以下几项:①肾功能损害的严重程度;②抗生素对肾毒性的大小;③抗生素的代谢和清除等体内过程,即药物代谢动力学的特点(抗生素的血半衰期);④抗生素经血液透析或腹膜透析的可清除程度。

✿ **维持原治疗剂量或略减少**:此类抗生素包括红霉素、利福平、多西环素、氨苄西林、阿莫西林、哌拉西林、头孢哌酮、头孢三嗪、氯霉素等。肾功能轻度受损时,此类抗生素可按原治疗量给予,中度、重度损害时剂量略减少。

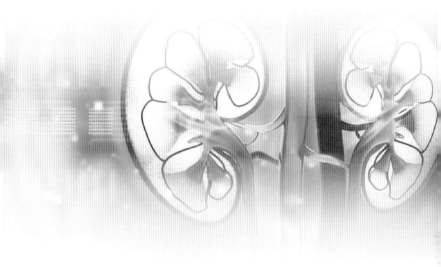

    ✿ **剂量需适当调整**：此类抗生素包括青霉素 G、羧苄西林、头孢他啶、头孢唑肟、头孢唑啉、氧氟沙星等。上述药物无明显肾毒性或仅具轻度肾毒性，但肾为其主要排泄途径，肾功能不全时，可在体内积聚，所以肾功能不全者需按照其减退程度适当调整剂量。

    ✿ **剂量必须减少**：氨基糖苷类、多黏菌素类、万古霉素等抗生素均有明显肾毒性，且主要经肾排泄。

    ✿ **不宜应用**：包括四环素类(除多西环素外)、呋喃类、萘啶酸等抗生素。

A族链球菌感染的诊断标准是什么？
治疗疗程为多长？

主要依据链球菌感染的流行状况、患者接触史及特征性的临床表现进行诊断。有的只根据其临床表现即可确诊，如丹毒；有的则需对感染部位分泌物及血液进行细菌培养方可确诊；检测细菌毒素及酶等抗原物质使患者产生的相关抗体，目前最为常用的是检测抗链球菌溶血素"O"（ASO）。

根据患者受累器官及疾病的不同，治疗疗程各有差异，如肾小球肾炎，则应抗感染治疗 1~2 周，并监测肾脏受累的情况，对症处理。心脏瓣膜的受累及感染性心内膜炎，疗程则需延长。而针对链球菌感染的患者，要求监测 ASO 滴度的变化，视患者病情酌情每月肌内注射长效青霉素，疗程为 6 个月。并定期检查尿常规、肾功能、心电图及心脏超声以动态观察病情变化。

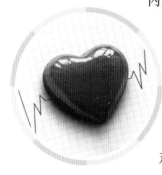

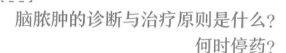

脑脓肿的诊断与治疗原则是什么？
何时停药？

脑脓肿的治疗主要是应用抗生素，抗生素的应用可使脑脓肿的病死率明显下降，早期、及时的治疗可达到很好的治疗效果。抗生素的效果依赖于抗生素的抗菌谱、疗程、宿主对感染的反应及药物在脓肿中的浓度等。因此要针对可能的病原选择敏感的、足量的抗生素，以及必要时应联合应用抗生素。在积极抗感染的同时，外科脓肿穿刺引流也是治疗的必要手段，不仅有利于疾病的恢复，缩短病程，对病原学的诊断也有极大的帮助。当然，在治疗的同时也需要寻找脑脓肿的病因。关于激素的应用，目前尚存在争议。抗生素治疗脑脓肿通常需足量静脉输入 4~6 周，继而根据患儿脑脓肿恢复的情况改为口服抗生素 2~6 个月，治疗期间应检查头颅影像及炎性指标。

白色念珠菌脑膜炎可以治愈吗？

白色念珠菌是人体正常菌群，主要寄生于体表、上呼吸道以及消化道等部位。侵袭性念珠菌病已经成为最常见的深部真菌病之一。中枢神经系统念珠菌感染少见，但在近年的临床工作中实际上中枢神经系统白色念珠菌病并不少见，由于小年龄婴儿症状常不典型，脑脊液培养阳性率低，以及脑脊液改变与化脓性脑膜炎类似，容易漏诊和误诊。而在明确诊断后给予针对性的抗真菌治疗以及并发症的干预，疾病是可以治愈的。但仍有部分患儿由于神经系统损伤明显可有后遗症。

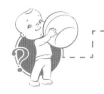

隐球菌脑膜炎的治疗疗程
怎样确定？

根据美国隐球菌病的处理指南,目前建议针对HIV及非HIV进行不同方案的治疗,这里主要介绍非HIV感染者发生中枢神经系统感染的方案,推荐采取两性霉素B联合5-氟胞嘧啶诱导治疗至少4周,对于有神经系统并发症的可考虑延长至6周,后以氟康唑巩固治疗,疗程至少8周,根据患者的临床状况,氟康唑可能需要维持6~12个月,甚至更长。判断指标包括临床表现的恢复,脑脊液是否恢复正常,培养是否连续阴性,且脑脊液隐球菌抗原是否为阴性或低滴度。

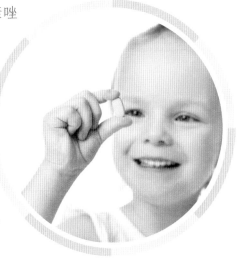

得了隐球菌脑膜炎是否一定要
鞘内注射?

虽然目前新型隐球菌脑膜炎的治疗得到很大改善,但仍不乐观,存在治疗时间长、费用高、病死率及复发率高等劣势,有待进一步探索新型治疗方法。近年来我们采用抗真菌药鞘内注射治疗新型隐球菌脑膜炎,取得了一定的治疗效果,有助于缩短治疗时间,提高疗效。因此,一般建议如果患儿进行诱导治疗后病情控制仍不理想(包括:患儿症状,脑脊液的改变及培养结果不理想),可考虑进行两性霉素B的鞘内注射,但需注意鞘内注射局部的不良反应,如头痛、恶心、呕吐及短暂性双下肢麻痛感、截瘫、尿潴留等。

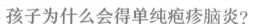

孩子为什么会得单纯疱疹脑炎？

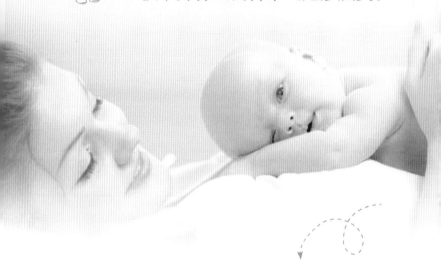

　　单纯疱疹病毒是一种嗜神经 DNA 病毒,分为Ⅰ、Ⅱ型,近 90% 是由Ⅰ型病毒引起,余为Ⅱ型病毒所致,病毒先引起 2~3 周的口腔和呼吸道原发感染,然后沿三叉神经分支经轴突逆行至三叉神经节,在此潜伏。当机体免疫力下降时,可诱发病毒激活,病毒由嗅球和嗅束直接侵入大脑引起脑炎。目前有研究显示部分患儿存在特定的先天基因缺陷可导致易患单纯疱疹脑炎。

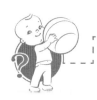

单纯疱疹脑炎能彻底治愈吗？
会有后遗症吗？

单纯疱疹脑炎如不进行治疗，患者的死亡率可接近
70%，即使有适当的诊断和治疗，其死亡率仍可能高达
20%~30%。且大多数幸存者有严
重的神经功能缺陷。幸存者也可
具有明显的神经精神系统问题
和神经行为问题。单纯疱疹脑
炎的幸存者中较为多见的后遗
症包括行为异常、顺行性遗忘、
认知功能受损、癫痫等。主
要看颅脑受损的部位及严重
程度。

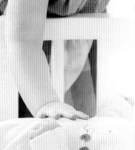

儿童出现周期性发热如何处理？

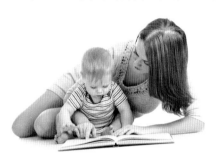

　　当儿童出现规律性反复发热，细心的家长往往可以预测孩子发热的发生，此时要警惕周期性发热，这种发热常并不伴有咳嗽、流涕等呼吸道症状，最初易被误诊为反复呼吸道感染。建议儿童及时就医，除外立克次氏体等特殊病原体感染及肿瘤类疾病，也要注意有无自身炎症性疾病。

　　自身炎症性疾病可表现为复发性周期性发热，这类疾病每次发热的持续时间大多相同，少则2~8天，多则2~4周，有一定的自限性，在无症状的间歇期可完全正常。其发生与机体炎症反应信号途径分子基因突变有关，有一定的遗传性，基因学检测可以明确诊断。

如何尽早诊断不明原因发热?

临床医师通常将初步评估无法确定病因或没有局部病灶的发热性疾病称为不明原因发热,尤其是指虽经详细评估和诊断性试验,依然无法明确病因的持续时间较长的发热性疾病。对于不明原因发热定义也尚未完全统一,而针对儿童,则定义为体温≥37.5℃,热程大于2周且病因不明为不明原因发热。

引起大部分"经典"的不明原因发热的疾病大体分为三类:感染、结缔组织病和恶性肿瘤。感染性疾病是指各类致病微生物(细菌、病毒、支原体、衣原体、螺旋体等)感染人体所导致的感染;非感染性疾病又可分为很多类型,较常见的有结缔组织病(如风湿热、类风湿性关节炎、系统性红斑狼疮等)、各类恶性肿瘤(如恶性淋巴瘤、恶性组织细胞病、白血病等)、药物过敏(药物热)以及其他许多疾病(如亚急性坏死性淋巴结炎、炎症性肠病等)。在所有的病因中,以感染性疾病最常见,其次为各种类风湿性疾病和恶性肿瘤。感染性疾病需通过病原学检查(血液、脑脊液、尿液、大便检查);恶性肿瘤需行 B 超、CT 检查查找病变部位,通过骨髓穿刺、淋巴结等组织活检明确诊断;结缔组织病需根据临床症状、血液检查,并排除感染性疾病及肿瘤等后才能诊断。但不明原因发热的患儿中,仍有一部分最终病因也无法明确,比例各地区有所不同,大约为 10%~20%,此类患儿需定期随诊。

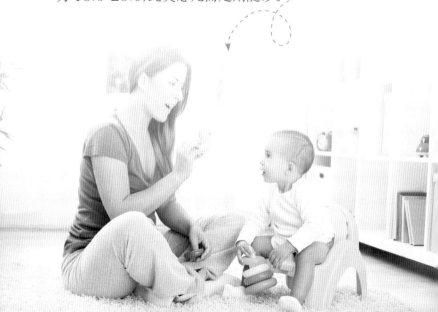

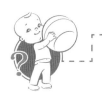

什么样的患儿要怀疑有
原发性免疫缺陷病?
怎样进行筛查?

原发性免疫缺陷患儿常表现为反复、严重、持久的感染,治疗效果欠佳。感染部位以呼吸道最常见,其次为胃肠道,皮肤感染可表现为脓疖、脓肿或肉芽肿,也可为全身性感染,如败血症、脓毒症、脑膜炎和骨关节感染。原发性免疫缺陷病的患儿随年龄增长易发生自身免疫性疾病和肿瘤,自身免疫性疾病包括溶血性贫血、血小板减少性紫癜、系统性红斑狼疮、皮肌炎等,肿瘤以淋巴瘤最为常见。患儿的家族中亦可能存在有反复感染或因感染而夭折的家族成员。

筛查包括免疫球蛋白测定(IgG、IgM、IgA、IgE)、外周血淋巴细胞绝对计数、胸部 X 线(婴幼儿是否缺乏胸腺)、氮蓝四唑试验(检测吞噬细胞功能)及补体水平检测(CH50、C3、C4)。

进一步确诊需进行基因检测。

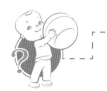

选择性 IgA 缺乏症患儿为什么
不能输注丙种球蛋白？

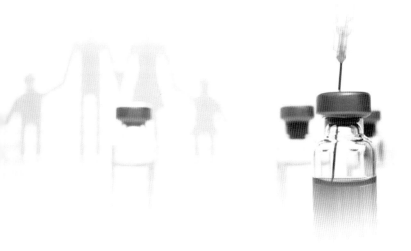

　　由于选择性 IgA 缺乏症患儿体内含有抗 IgA 抗
体,而血液制品包括丙种球蛋白中含有 IgA 成分,输注
含有 IgA 的丙种球蛋白等血液制品后可出现严重的过
敏反应,故选择性 IgA 缺乏症患儿不建议输注丙种球
蛋白。

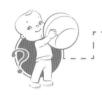

如何诊断
慢性活动性 EB 病毒感染?

慢性活动性 EB 病毒(EBV)感染需符合以下条件:患儿存在持续的 EBV 感染症状,这些症状包括发热、持续性肝功能损害、多发性淋巴结肿大、肝脾大、全血细胞减少、间质性肺炎、牛痘样水疱及蚊虫叮咬过敏等;EBV 抗体 VCA-IgG≥1∶640 和 EA-IgG>1∶160,外周血单个核细胞中 EBV-DNA(>$10^{2.5}$ 拷贝 /μg DNA)或血清、血浆 EBV-DNA 阳性组织病理中找到 EBV 感染的依据,排除目前已知自身免疫性疾病、肿瘤性疾病及免疫缺陷病所致的上述临床表现。

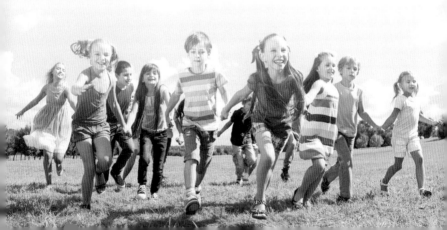

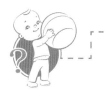

静脉注射丙种球蛋白
可用于治疗哪些疾病？

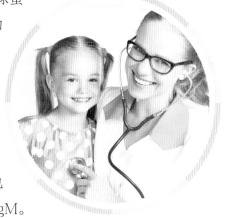

静脉注射丙种球蛋白(IVIG)是由人的血浆经过特殊处理后得到的含多价抗体的供静脉输注的丙种球蛋白制剂,其终末产物几乎均为 IgG,也含微量的 IgA 和 IgM。IVIG 能在短时间内使血液循环中的 IgG 水平升高到健康人水平的 3~6 倍,在体内半衰期一般为 21~25 天,具有较好的抗感染效果。可应用于治疗细菌感染性疾病,包括重症肺炎、重症的细菌性脑膜炎、脓毒症及脓毒症休克,可应用于治疗病毒感染性疾病,包括病毒性心肌炎、病毒性肺炎、巨细胞病毒及 EB 病毒感染、病毒性脑炎等。

应用激素需要注意哪些问题?

有关感染性疾病激素应用一直存在着相当多的争论,激素对感染性疾病治疗既有有利的一方面,但也有有害的一方面,实验证明,激素可以防止细菌的毒素对机体产生损害,还可减少过度的炎症反应,但同时,也可抑制有益的炎症反应及抑制抗体形成。对于严重细菌感染的患儿,如脓毒症及脓毒症休克患儿,在应用足量、强有力的抗生素前提下可应用激素。由于病毒感染无有效抗病毒药物控制,激素应用后容易导致病毒扩散,原则上病毒感染不宜应用,但对严重的病毒感染,如重症病毒脑炎或脑干脑炎、EB 病毒相关噬血细胞综合征等,可应用激素治疗抑制过度炎症反应,挽救患儿生命。

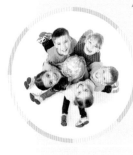

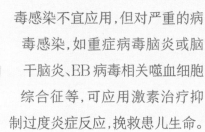

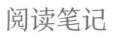

阅读笔记

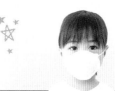